落とした脂肪は合計10トン！

伝説のダイエット・
アドバイザー
が教える

最強のやせ方

岸村康代
Yasuyo Kishimura

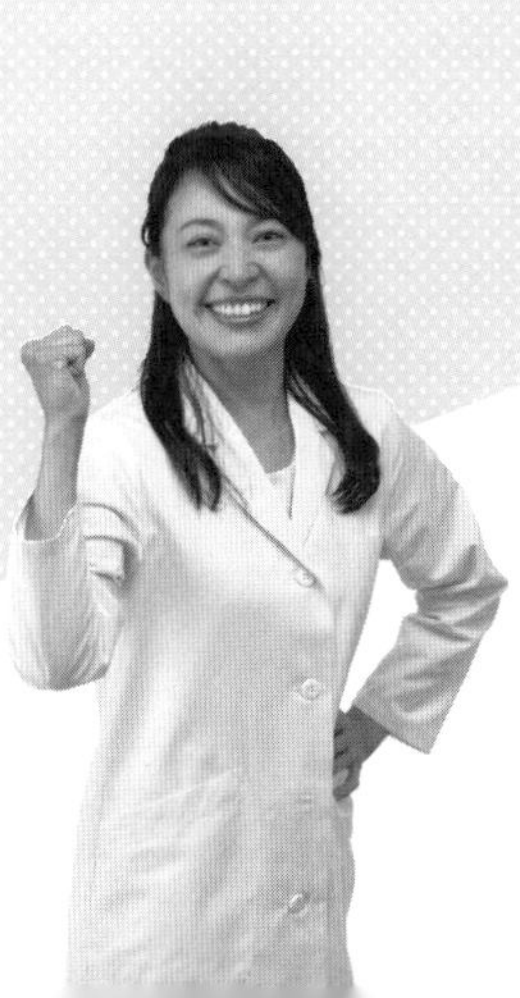

東洋経済新報社

はじめに

やせられないのは、あなたのせいじゃない

ダイエットに成功した男女2000人も最初は、ほとんどがリピーターだった

この本を手にとってくださった人は、「これまで苦しいダイエットをいろいろ実践してきたのに、どれも続かなかった……」という経験をお持ちかもしれません。

私は10年以上前から栄養指導を始め、2015年に「大人のダイエット研究所」を創設、**これまで2000人以上にダイエット指導をしてきましたが、ほとんどの人がダイエットのリピーター**です。

なぜ、ダイエットに失敗するのでしょうか。

世の中には無数の「ダイエット法」が存在します。

最近は栄養学の研究も進化していて、やせられる方法がたくさんあります。

糖質制限、ファスティング、カロリー制限、レコーディング、◯◯だけダイエット、ジム通いや断食合宿、高額のトレーナーをつけた食事・運動プログラム……。

人によって合う合わないはあるでしょうが、どのダイエット法も続ければ一定の効果はあるはずです。でも、それに失敗してしまうのはなぜでしょうか。

それは**「続けられない」**から。**この一言に尽きる**と思います。

なぜ続けられないのか。それは**そこに「我慢」や「無理」がある**からです。

「お腹が減るのを我慢しなければいけない……」
「食べたいものを制限しなければいけない……」
「好みでないものを食べつづけなければいけない……」
「大嫌いなつらい運動をしなければいけない……」

こうした我慢や無理を、目標体重に達するまでコツコツ続けることは、かなり難しいことだと思います。

つらさを上回る「何か特別な理由」（やせないと健康上の危機があるなど）がある人、あるいは、よほど意志が固い人はできるかもしれませんが、でも、それはやっぱりひと握りの人たち。

多くは「我慢」や「無理」をするから、途中でダイエットをやめてしまうのです。

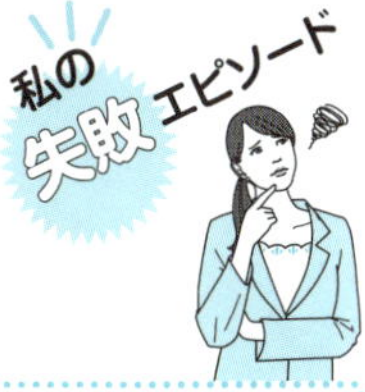

じつは何を隠そう、私自身が「ダイエットが続かない人」の典型例でした。

私のダイエット・ヒストリーはあとからお話ししますが、本当にいままでの人生でどれだけのダイエットに取り組み、そして失敗してきたかわかりません。

その当時に流行った、あらゆるダイエットに取り組み、お金もたくさん使いました。無理もしたし、健康も損ないました。にもかかわらず、やせないどころか、かえって太り、「ダイエットなんかしなければよかった……」という状態に。「ダメな人」の見本でした。

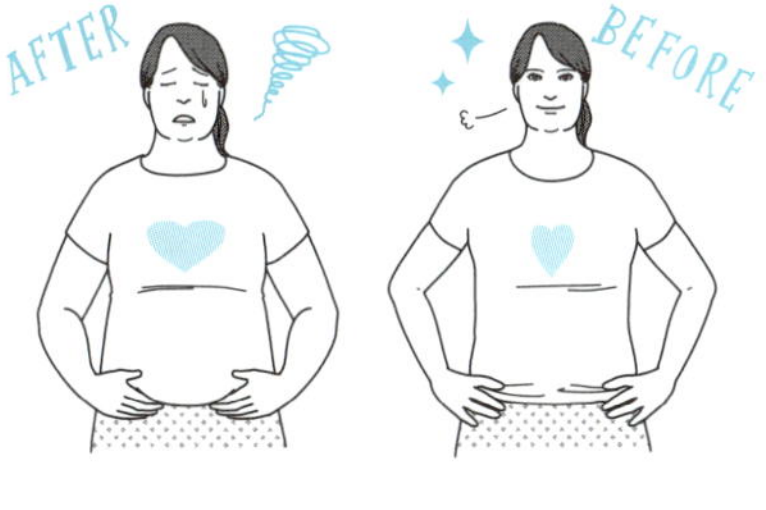

なぜ私がダイエットに失敗してしまったかというと、**私は食べることが大好きな食いしん坊で、人一倍意志が弱い**からです。

ダイエットを始めてもすぐに「もうダメ！」とあきらめてしまい、食欲が爆発。思いきり食べまくってリバウンドしては自己嫌悪、そしてまた別のダイエット法に手を出しては挫折……。

そんなことを繰り返すうち、太りやすくてやせにくい体質になり、体調も崩しやすくなってしまいました。まさに最悪の状態でした。

✓「体が欲する食べ方」に変えて、「本来の姿」に戻す！

そんなつらい青春時代を送り、自分自身を10年以上実験台にしながら、**やっとつかんだ「真理」、それが「我慢や無理は絶対に続かない」**ということ。

こう書いてしまうと当たり前のことですが、自分の中でこの結論を認めるには、かなりの時間が必要でした。

なぜなら「ダイエットは我慢や無理がつきもの」「我慢をしないとやせられない」

という思い込みがずっとあったからです。

もしかすると、これをお読みのみなさんもそう思っているのではないでしょうか？

「無理や我慢をせず、やせられるなんてありえない」と。

でも、違うのです！

我慢や無理をしなくても「自然にスルスルやせる」、そんな方法があるのです。

それは、**「体が欲する食べ方」に戻す**こと。もともとみなさんが生まれ持った「本来の正しい状態に戻す＝リセットする」のが正しいやせ方なんです。

それさえできれば、**太らない体質をつくることができる**のです。

「岸村式ダイエット」は、絶対にあなたをやせさせます！

「ダイエットは苦しい、つらい、続かない」

リバウンドを繰り返す自分に嫌気がさし、ダイエットへの思い込みに疑問を抱いてから、私は栄養学についてふたたび根本から学び直し、自分の体を実験台として、さまざまな方法を試してみました。

★
我慢や無理をしなくても
自然にスルスルやせる方法がある!

そしてようやく、「我慢ナシ・無理ナシ」でやせる基本ルールを発見しました。

そうして自分の経験と専門を活かして編み出したのが**「岸村式ダイエット」**です。

この**「岸村式ダイエット」のポイントとなるのが「食欲スイッチオフ」と「リセットごはん」という2本の柱**です。


詳しくは本編でじっくり解説しますが、さわりだけ、ここで説明しておきます。

「食欲スイッチオフ」というのは、私自身がダイエットに何度も失敗して、ボロボロになって、最後につかんだ方法です。


野生動物に太った個体はいないといいます。それは自分の必要量しか食べないから。

人間も動物ですから、本来、必要な量だけを食べれば太らないはずなのです。

それができないのは、ストレスや「おいしいからもっと食べたい！」という欲求などによって食欲が暴走してしまうから。


食べはじめるとなかなか止まらない、そんな経験はありませんか？

「満腹のはずなのに、まだ何か食べたい！」

「食事のあとに、デザートを食べないと気が済まない！」

これこそが**食欲スイッチが「オン」になってしまった状態**です。

かつての私もそうでした。暴食しては「なぜ食欲に勝てないんだろう」と、自己嫌悪に陥って自分を責めてばかり……。

でも、そうではないのです。

すべては、食欲のスイッチを「オン」にしてしまう「食べ方」の問題なのです。

食欲スイッチを「オン」にしないで食事を終わらせれば、必要以上に食べなくて済みます。あなたの意志や体質の問題ではありません。**食欲スイッチを「オフ」にすることで、ダイエットのつらさが減る**のです。

「岸村式ダイエット」では、まず**食欲スイッチを「オン」にしないコツ**をお教えします。

そして、もうひとつの柱が**「リセットごはん」**。

「リセットごはん」は食べすぎてしまったときのレスキュー措置でもあるし、**好きなものが食べたいときの、とっておきの方法**でもあります。

「昨日はちょっと食べすぎてしまった……」「体重が少し増えてしまった……」というとき、この「リセットごはん」ですぐに元の状態に戻すクセをつけます。

「リセットごはん」といっても、こんにゃくと野菜がちょっぴり……という貧相な食事ではありません。しっかり食べて、しっかり出す、そして代謝や体に必要な栄養

★
「食欲スイッチオフ」+「リセットごはん」で誰でも簡単にやせられる!

を補うことが基本理論です。ちゃんとボリュームもあっておいしく、お腹が満足できる食事です。

なんといっても自他ともに認める食いしん坊の私が考案したのですから、ご安心ください。

この**「食欲スイッチオフ」と「リセットごはん」の2つの組み合わせで、無理なくやせて、リバウンドしない体をつくることができる**のです。これこそ「最強のやせ方」だと考えています。

さらに本書では、「甘いものがやめられない」「揚げ物が大好き」などの食べグセや習慣に合わせたタイプ別の「スイッチオフ」と「リセット」の方法も紹介します。基本とあわせて実践すれば、ダイエットがぐんと加速するはずです。

「岸村式ダイエット」で落とした脂肪は合計10トン!

私が管理栄養士としてダイエット指導を始めたのは10年以上前。

「間違ったダイエット」で散々な思いをした自分自身の体験から、**「正しいやせ方」を伝えたい**と思ったのがきっかけです。

つらくて苦しいダイエットを続けている人や、食べることが大好きなのに我慢の連続で食事自体が苦痛になってしまっている人に**「もう無理をしなくて大丈夫。ダイエット中でも食事は楽しんでいいのです！」**ということをお伝えしたいと思って始めました。

「正しい食べ方」をすればいかに簡単にやせることができ、いかに体が喜ぶか。

その体験を一回したら、もう元には戻れません。体のほうから「この食べ方を続けてほしい」と訴えてきます。

その結果、「無理なく、楽しくやせる」ことができるのです。そうしたら、むしろ**「二度と太ることが難しい」**くらいになります。

無理に我慢を重ねて失敗するよりも、どうしても食べたいときは「正しく」食べる。

私のダイエット指導を受けてくださった人が口をそろえておっしゃるのは、**「いままで試したどのダイエットよりもラクで、楽しくできた！」**ということ。

そうおっしゃっていただくことは、私にとって無上の喜びです。

「無理をしなくても確実にやせる」ことがわかると、その喜びは自信に変わります。

★
脂肪を合計10トン落とした 岸村式メソッドの全秘訣、教えます！

正しい食べ方によって心身がラクになって、自信がついて、人生は好転します。これまで指導させていただいた方々の表情はみるみる明るくなり、本当に、みなさん幸せをつかんでいます。

気がつけば**この10年以上の間に私のダイエット指導で落としてきた脂肪の合計重量は「10トン＝1万キロ」以上**。みなさんに喜んでもらった成果ですから、これほど誇れることはありません。

「いままで試したどのダイエットよりもラクで楽しくできた」と話してくださる人も大勢いて、私自身も本当に嬉しく思っています。

ダイエットには「3日の魔法」がある。一生、無理なく続けられるからこそ「最強のやせ方」

繰り返しになりますが、私の持論は「ダイエット＝無理にやせる」ではないということ。**「体にとって、いちばん心地いい体重にする」**こと、それがダイエットだと思っています。

その人にとってベストな体調、ベストな体型を保つための適正な体重があります。

そこに持っていくのが「ダイエット」なのです。

それは「やせる」というより、「本来あるべき姿に戻す」といったほうが適切かもしれません。

適正な体重を手に入れることで、健康になり、体が軽くなっていくと、毎日がキラキラ輝いてきます。

「ダイエットは一生続けることができてこそ」だと思っています。

あなたのいまのダイエットは、一生続けることができるものでしょうか？

「岸村式ダイエット」は「1カ月で10キロ落とす」などの極端な成果を出すものではありません。でも続けていけば、必ず結果が出ます。

私は**ダイエットには「3日の魔法」がある**と確信しています。

これまでダイエットに成功した男女2000人以上を見てきて感じることですが、これまでの食習慣を変えるのは大変なことです。

「一生食べられない」と思うとつらいですが、**「3日だけやってみる」と考えると、ぐっと心がラクになる**ものです。

3日間だけがんばれば大丈夫。

最初の1日目こそつらいかもしれませんが、それを乗り越えると、**自然と「新しい**

★ 岸村式「最強のやせ方」なら、一生、苦もなく続けられる！

感覚」に生まれ変わってきます。

「野菜のシャワー」を浴びるように、食前に山盛りの野菜サラダを食べてみる。お腹が空いたと思ったら、「レスキューフード」として魔法の「豆乳めんつゆスープ」を飲んでみる。食欲が暴走しそうになったら、「温かい飲み物」を飲んでひと休みしてみる。

そうすると、不思議と**体のほうから自然と食欲がおさまり、「本来の姿」に戻る感覚になる**ような人が大勢います。

ダイエットには「3日の魔法」がある——。

そう信じて、ぜひ本書の内容を試してみてください。

「どんな方法も長続きしたことがない」という人でも大丈夫！

どんな人でも、必ずやせさせてみせます。

これからはもう、**「食べない」ダイエットを終わらせてください**。

「我慢ばかりのダイエット」も終わらせてください。無理ばかりで続かない、これまでの減量生活にお別れしてください。

さあ、今日から私と「最強のやせ方」を始めましょう！

［目次］

落とした脂肪は合計10トン！

伝説のダイエット・アドバイザーが教える最強のやせ方

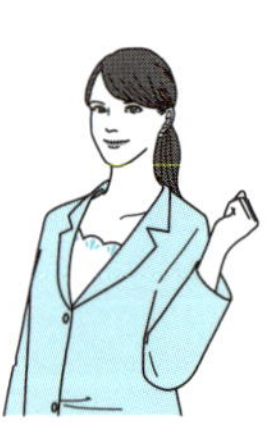

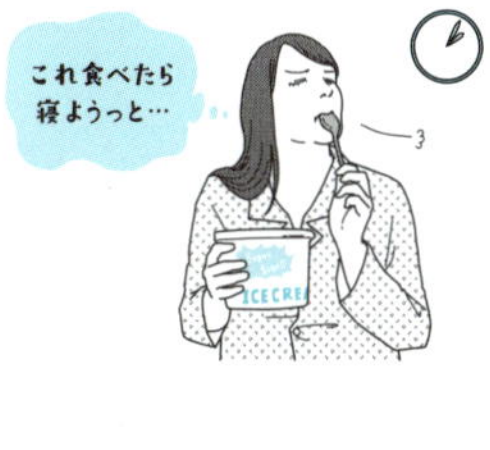
これ食べたら
寝ようっと…

ダイエットの誤解

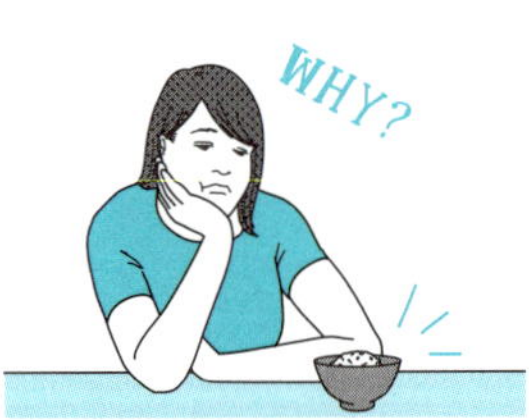

第3章……

基本編①
「食欲スイッチオフ」で余計なものが食べたくなくなる！
「ニセモノの食欲」が勝手に消える！

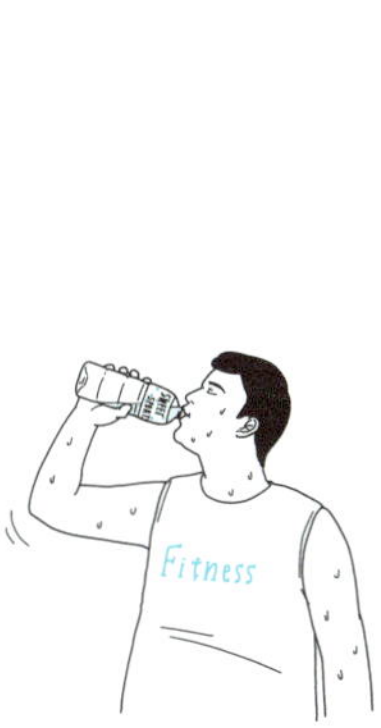

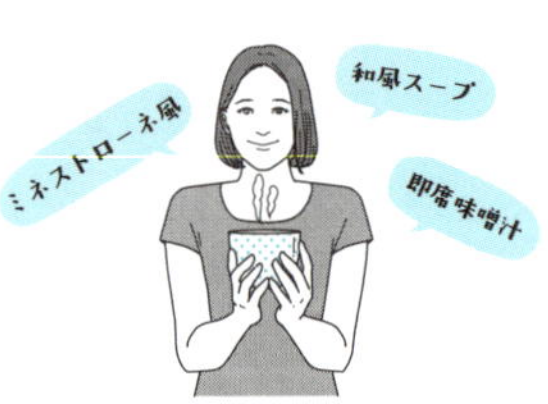
和風スープ
ミネストローネ風
即席味噌汁

「リセットする」ための3つのステップ——115

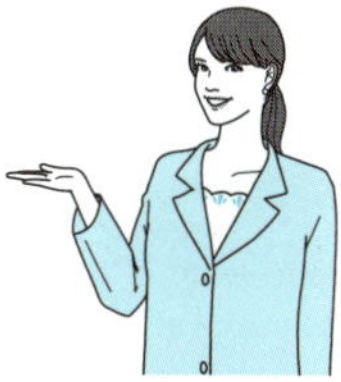

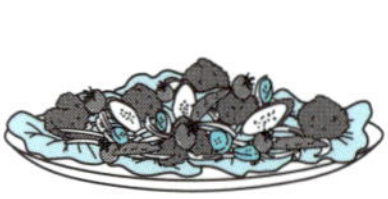

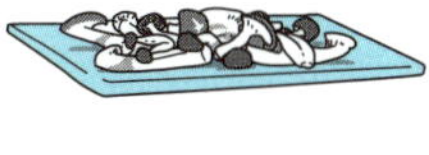

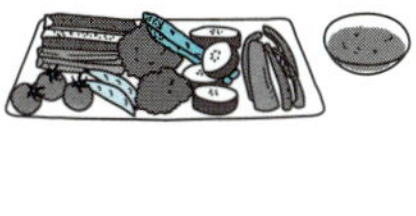

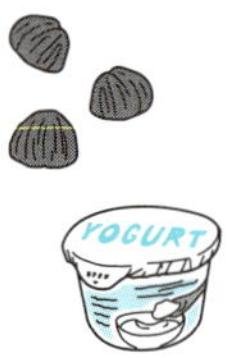
YOGURT

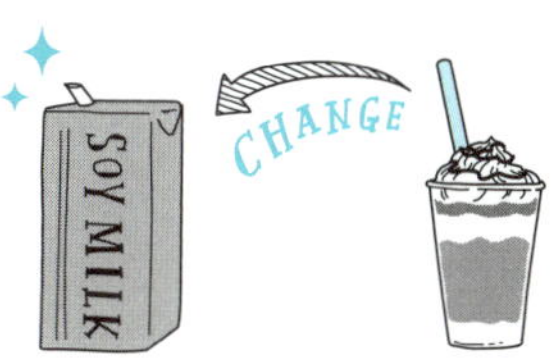

SOY MILK
CHANGE

第1章……

我慢しなくていい！「岸村式ダイエット」を発見するまで

――リバウンドを繰り返した「地獄の日々」が教えてくれたこと

「衝撃の1枚」の真相を明かします！

まずは、次ページの写真をご覧ください。

20代半ば、私が太っていたときの写真です。

この写真のプリントをもらったとき、あまりに人相の悪い、ひどい写りように、我ながらビックリ。当時、かなり太っていたのは間違いありませんが、いくらなんでもこれはスゴすぎる。角度とか、もう少しマシな写りようがありそうなものを……。

とにかく**「こんな写真はゼッタイ誰にも見せられない！」**と固く決意して、誰にも見せることなく、永らくこっそり封印していました。

ところが、なんという巡りあわせでしょう。

のちに**「自ら13キロのダイエットに成功した管理栄養士」**としてテレビに出演することになった私は、スタッフさんから「太っていたころの写真を出していただけませんか？」と求められました。

しかし、太っていたころは写真を撮られるのが大嫌いだったこともあり、いわゆる「証拠写真」みたいなものがほとんど残っていないのです。一生懸命探してやっと出てきたのが、この封印写真。

取り出して改めて「ひどい……」と思ったものの、テレビの世界に疎かった私は、この写真がどう使われるのかなど深く考えずに提出してしまいました。

ところが、いざ放送されてみると、私が出演している間中、ずっとワイプ（画面の隅などに小さく映る映像）でこの写真が映し出されていたのです。

私自身、「えっ、あの写真がそんなふうに使われたの？」と驚きましたが、いちばん驚いたのが、これが思わぬ大反響を呼んでしまったこと。

「いまの姿とのギャップがスゴすぎる！」
「これだけ変われるのなら自分も試してみたい！」
「やせてキレイになれる『岸村式ダイエット』をもっと知りたい！」

驚くほど多くの視聴者から、問い合わせをいただいたのです。

なかには「あの写真を公開してしまえるなんて、本当は気さくな人なんだなと好感を持ちました」と言ってくださる人もいました。

意外な展開でしたが、「みなさんに勇気を持ってもらえたのなら、恥を忍んで出してよかった」と、いまでは思っています。

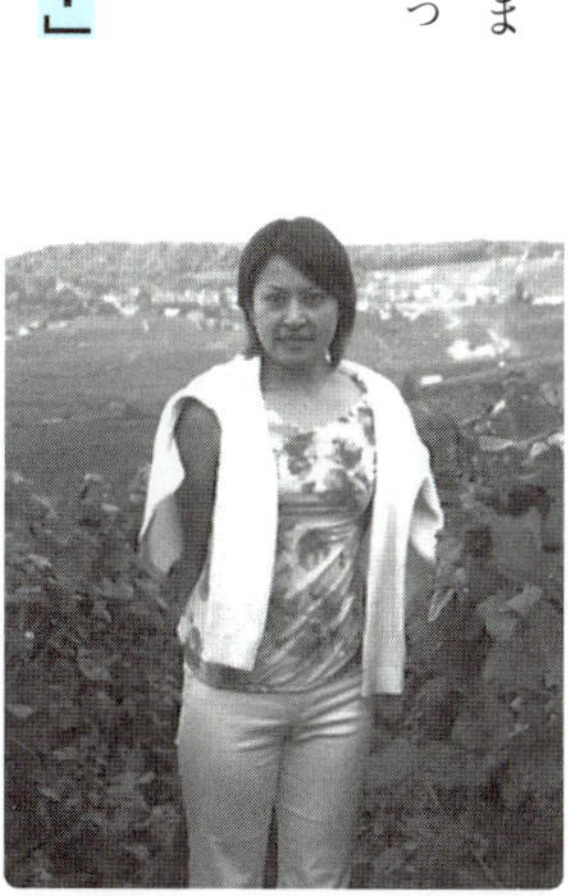

20代半ばは、いまより13キロ以上太っていた

私がダイエットを始めた理由

子どものころの私は、それほど太っていませんでした。

あれはたしか中学1年のとき。

学校で身体測定がありました。当時はまわりにクラスメイトがいる中で測定していたため、体重をみんなに知られてしまいます。それがイヤで「3キロやせたい」と思い、ダイエットを始めることにしました。

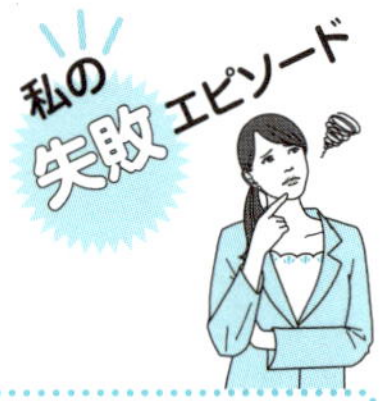

そこで挑戦したのは当時流行っていた「りんごダイエット」。3日間りんごしか食べないというものです。学校は休みだったのか、そのあたりは覚えていませんが、とにかく3日間ストイックに実行して、見事3キロの減量に成功したのです。
ところが身体測定が終わったとたん、たった1日でリバウンド。3キロが1日で戻ってしまったのです。
どれだけ食べたか想像できるかもしれませんが、とにかく食欲が暴

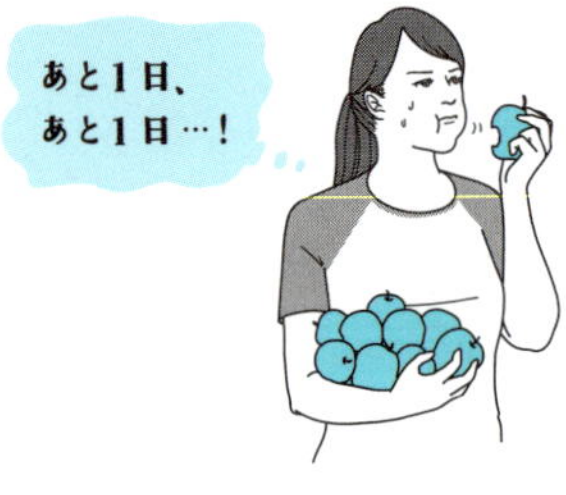

走して止まらなくなってしまいました。

これがすべてのはじまりでした。

それ以降、私は**「ダイエットに挑戦しては挫折し、食欲が止まらず過食に走っては、リバウンド」を何度も何度も繰り返す**ことになってしまったのです。

ちなみに、このときの体重が42キロ。

身長は当時153センチぐらいでしたから、別に太ってなどいなかったのです。

「ここで無理なダイエットさえしなければ、後々あんなに苦しい思いをすることはなかったのに……」と、いまになってつくづく思います。

ダイエット地獄の日々

あらゆるダイエットに取り組みましたが、いちばん多かったのは絶食しては挫折して過食をしてしまうパターン。それをやるたびに食欲が抑えきれなくなって、結局リバウンドしてしまうのです。

私の失敗エピソード

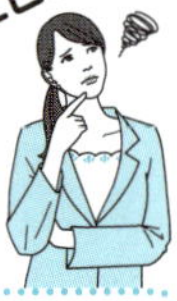

ダイエット器具にも頼りました。

中学生のころから健康情報番組をテレビにかじりついて観るような子どもだった私は、ダイエット情報にも精通。おこづかいを貯めて、雑誌の広告に載っていた腹筋のトレーニング器具を買ったこともあります。中学生にしてはスゴく高価なものでしたが、結局、それも三日坊主で終わりました。

高校生のときは、20万円もする補整下着を買いました。

これもアルバイトをして一生懸命貯めて買ったのですが、あれは見た目を引き締めて見せるだけで、別にダイエットができるものではないんですね。

しかも、補整下着を着けているときは窮屈なので少食になるものの、ホックをはずしたとたん、食欲も爆発……。まるでギャグ漫画のようなことの繰り返しでした。

高校生のときには、1冊1万円以上もするダイエットの教材本を買ったこともあります。

「これで絶対にやせる!」「秘密のメソッド」などという謳い文句に

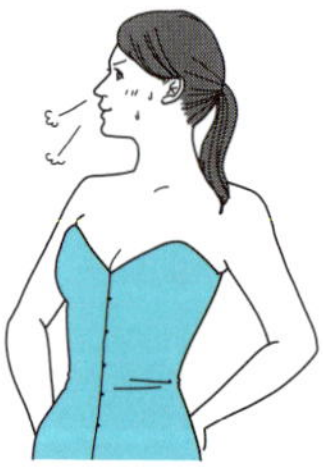

つられて買ってみたら、書いてあったのはなんと「水とプルーンをひたすら食べる」という方法。

「これに1万円以上払ったの？」と泣きたくなりました。

そしてもっと泣きたくなったのは、それをやっても、ちっともやせなかったことです。

こうした単品ダイエットは、その後もどれだけ試したかわかりません。

「バナナダイエット」に「ゆで卵ダイエット」「キャベツダイエット」それから「グレープフルーツだけ食べるダイエット」というのもやりました。

「○○ダイエット」と名のつくものを、片っ端から試してはリバウンドの繰り返し。

いつも、「こんなにやせられない自分は、なんてダメなんだろう……」と自分を責めては、自己嫌悪になっていました。

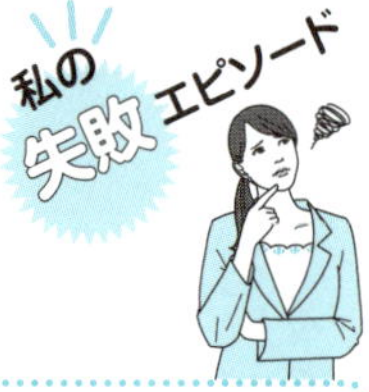

ダイエットの失敗に、これまで何百万円使ったことか……

大学に入ると、さらにダイエットにお金をかけるようになりました。
そしてまた、失敗を繰り返す日々です。

当時、エステのダイエットコースが20万円ぐらいしたのですが、そのコースを何回も受けました。

それでもやせられず、スポーツジムにも通ったし、ダンス、トレーニング、ヨガなどのＤＶＤも買いまくりました。

ダイエットサプリ、ダイエット食品なんてどれだけ買ったかわかりません。置き換え食の「プロテインダイエット」もよく試しました。

それから「○○○だけを食べるダイエット」や「カロリー制限ダイエット」ももちろんやっています。こんにゃくやところてんなどのほぼゼロカロリーのものばかりを食べるダイエットや、食事を夕食１食だけにするダイエットもやりました。

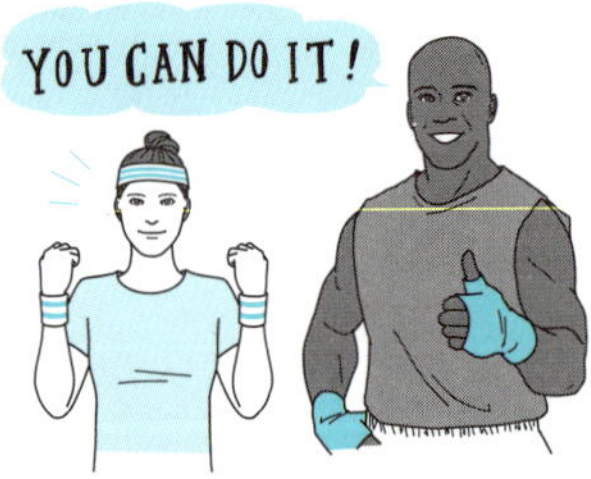

★

ダイエットの失敗に、これまで何百万円使ったことか……

先日、ダイエットの個人指導をしているクライアントの女性が「ダイエットに何百万円も使ってきた」とおっしゃっていたのですが、私も本当に数百万円は使ってきたと思います。

高校生、大学生のころというと、オシャレやデートなどを楽しんで華やかに過ごす時代ですよね。

でも**私の頭の中は365日、ダイエットのことばかり**……。

心の中はいつもモヤモヤして晴れず、ひたすら暗い青春を送っていました。

リバウンドしては元の体重より太る……

こうして、お金と時間と労力を注ぎ込んだダイエットで私はどうなったかというと、**なんと、かえって太りやすい体になってしまった**のです。

「絶食してはガーッと食べる」ということを続けていたので、**体が脂肪を溜め込むようになってしまい、その結果、本当に少し食べるだけでも、すぐに体重が増えるよ**

うになってしまいました。

どんなダイエットも、やればそのときは少しやせるのですが、**飢餓感が強く反動で食べてしまい、すぐにリバウンドしてしまう、その繰り返し**でした。

スポーツジムに行っても、運動したあとは食欲が増して、食べすぎてしまうのです。運動も効果的に取り入れればいいのですが、常に自分の限界までやってしまって、お腹も限界まで減っているから、帰宅して食べはじめると止められない。

体重は激しく増減を繰り返し、心もカラダもお肌もボロボロでした。

ついに「自分史上最大の体重」を記録！

体重のピークは大学を卒業して、はじめての会社に就職したときにやってきました。

栄養学を学んだ関係から、私は食品開発の会社に入りました。

そこでの仕事は、鮭の加工食品の開発でした。

養殖鮭の二大産地のひとつであるチリから「世界で取り引きしている10パーセント分の大量の鮭を買い付けるので、これを使って何かつくるように」と指示されたのが、入社してわずか2日目のこと。

そこから早朝から深夜まで、毎日試作品をつくっては食べ、つくっては食べという生活を繰り返し、帰りはほぼ終電の毎日でした。

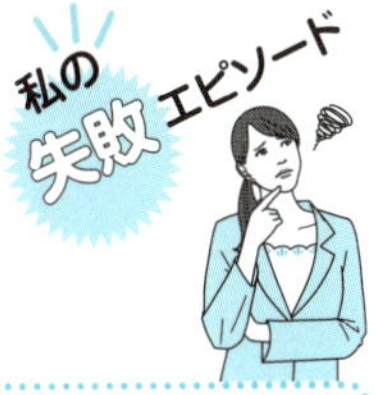
私の失敗エピソード

配属された部署は私と先輩のふたりだったのですが、なぜかその先輩は気づくといつも不在で、私ひとりでほぼすべての業務をこなさなければなりませんでした。

しかも先輩の分まで、私が叱られるのです。

ストレスが溜まり、帰宅しては夜中にドカ食い。

アイスクリームを毎日習慣的に食べ、食欲が止まらずひとりでファミリーサイズ1箱分をいっぺんに食べたことも……。

そうしたら、なんと1カ月で7キロもドカンと太ってしまったのです。

無理なダイエットのせいで、もともと太りやすい体質になっていたため、食べはじめたらあっという間。

ピーク時は体重が65キロを超えるまでになってしまいました。

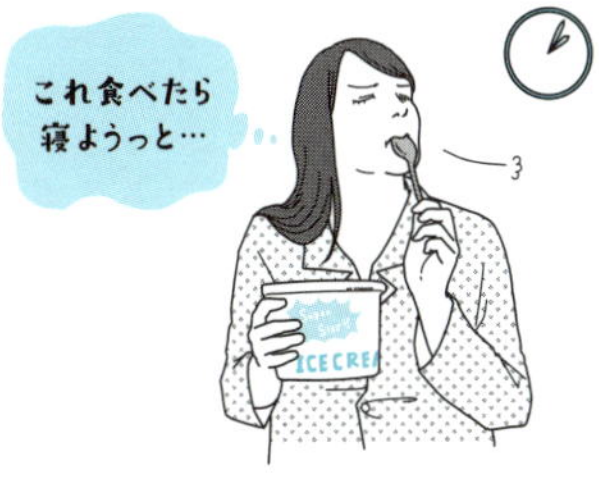
これ食べたら寝ようっと…

本章の冒頭（31ページ参照）に掲載した写真は、あれでもピーク時より少しやせていたときのものです。

会社のみんなも、日々大きく成長（！）していく私の姿にビックリ。

私は名前が「康代」なので「やっちゃん」と呼ばれていましたが、**「やっちゃん、鎖骨がないよ」「アゴがなくなっているよ」**と忠告されたり、男性社員からは「入社当時はグラビアタレントみたいだったのに（お世辞だとは思いますが）、どうしてこんなになっちゃったの……」と驚かれる始末。

しまいには、**ついたあだ名が「お母さん」**。

貫禄があってふくよかで……そんなイメージからついたのだと思います。

「お母さん、疲れた〜」とすり寄られたり、「お母さん、お腹すいた、ごはんつくって」と、からかわれていました。

✓体を壊して倒れる

65キロにまで膨らんだ私は、ますます食欲のコントロールができなくなり、過食症に近い状態になっていました。吐くことはありませんでしたが、もう食べても食べても満足できない状態に。

朝は我慢して食べない、そのくせ夜は我慢しきれず、思いっきり食べたあとは罪悪感でいっぱいになり、それがまたストレスになって暴飲暴食につながる……まさに悪循環の日々でした。

「なんで我慢できないんだろう……」「なんで食べてしまうんだろう……」と、いつも自分を責めていました。

連日深夜まで仕事をして、夜中に暴食。そんな生活を続けるうち、ついに体を壊して倒れてしまいました。

当時、会社が乃木坂にあったのですが、駅を降りた瞬間、ふっと気が遠くなって救急車で運ばれてしまったのです。

診断は過労。自律神経もかなり乱れていると告げられました。

もちろん仕事が忙しすぎたこともありますが、**ストレスと、そのための暴飲暴食、そして無理なダイエットが原因**でした。

★
我慢を続ける無理なダイエットは体も心も壊すので絶対にNG！

こんな生活をしていてはダメになる

そこでやっと気づいたのは、こんな生活をしていてはダメだということ。

必死に**ダイエットしてリバウンドして、倒れるまで働いて……。こんな健康を害する生活は、もうこりごりだ**と思いました。

そこで、私は思いきって仕事を辞めて休養することにしました。

2カ月ほど休むとかなり回復したので、新しい仕事を探しはじめました。

ある健康食品の会社に再就職し、今度は定時にきちんと帰れる落ち着いた生活が始まりました。

そこで、**私にとっての転機が訪れました**。

当時の体重はピーク時よりは少しは減っていましたが、やっぱりベースは「太め」。

ダイエットはずっと続けていました。

その日もいつものように、置き換えダイエット用のプロテインドリンクをつくろうとしていました。いままで何度失敗したかわからないのに、性懲《しょうこ》りもなく……。

プロテインドリンクはそれなりにおいしいし、飲んだときはそこそこお腹に溜まる

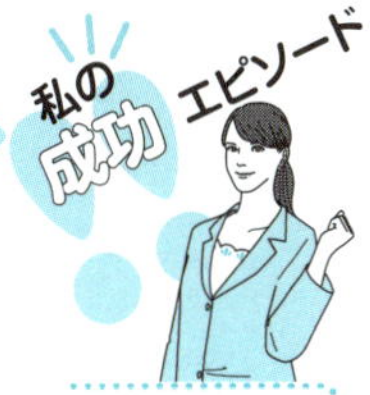

のだけど、結局すぐにお腹がすいてしまう。次の食事まで待ちきれなくて食べてしまったり、あるいはがんばって我慢したとしても、今度はドカ食いしてしまうのです。

そのとき、ふと**「このドリンクで置き換えるんじゃなくて、野菜やほかのローカロリーで栄養豊富な食品で置き換えればいいんじゃないの？」とひらめいた**のです。

いってみれば「セルフ置き換えダイエット」の発見です。

生まれてはじめてダイエットに成功！

食いしん坊の私には、ごはんを食べないでいることは無理でした。

そこで**食欲を「我慢」するのではなく、食欲を「ごまかす」作戦でいってみよう**と思いついたのです。

そこでキッチンにあるものを見渡せば、いくらでも「代用」になるものがありました。

キャベツ、豆腐、大豆もやし、きのこ類……。

★ 食欲を「我慢」ではなく「ごまかす」作戦でダイエットにはじめて成功！

しらたきやこんにゃくだけを食べていたときは満足感が得られませんでした。

しかし、そういう食べ方ではなくて、いつもの食事の形を保ちながら、要所要所で上手に「置き換え」をしていけばいいんじゃないか、そうすれば、食欲を「我慢」することはできなくても「ごまかす」ことはできるんじゃないか、ということに気づいたのです。

それに気づいて実践してみると、なんと1カ月で4キロもやせることができたのです。

我ながら、これには驚きました。

それまでも無理な減量で1カ月に4キロぐらいやせたことはありましたが、その後は必ず反動がきてドカ食い、そしてリバウンドしていました。ところが、今回は**何のストレスもなく、お腹もしっかり満足できて、ちゃんとやせることができた**のです。

「これはイケるかもしれない！」

そのとき、**私のダイエットが生まれてはじめて成功した**のです。**ダイエットを始めて15年目のこと**でした。

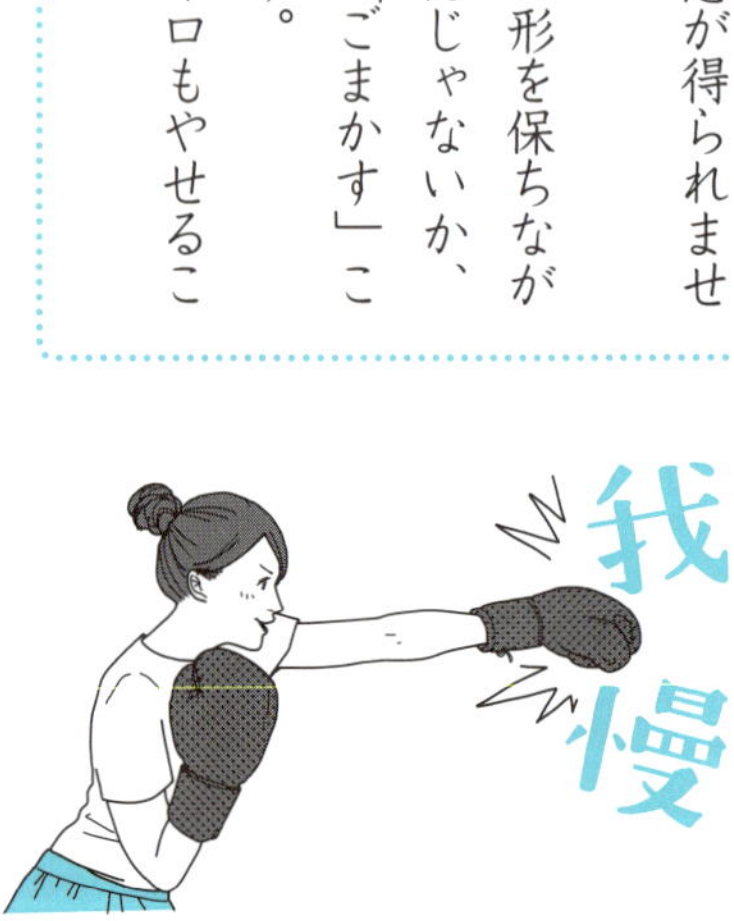

自分の失敗体験をふまえて、最新の栄養理論の勉強も取り入れました。

栄養学も日進月歩ですから、大学で学んだときよりも、さらにいろいろなことがわかってきているのです。

当時は会社に勤めていたので、昼はお弁当屋さんのお弁当を買ったり、夜はお付き合いで外食ということもあったのですが、それでも順調にやせて、**最終的には13キロのダイエットに成功**することができました。

いまも食いしん坊で意志が弱い部分は変わらず、本当にみなさんに驚かれるほどよく食べるのですが、**太りやすいといわれる40代になっても、このときの体重を維持**することができています。また、**少々太っても、すぐに元に戻す自信もあります**。

そしてダイエットに成功したとき、私は思ったのです。

「食べることが大好きで、意志が弱くて、ダイエットに失敗しつづけたこの私がやせることのできたダイエットなら、誰でも必ず成功できる！」

「世の中には同じような思いをしている人たちがたくさんいる。管理栄養士として、このダイエットをひとりでも多くの人に広めていきたい」

「おいしく食を楽しみながら、健康になってほしい」

それが、私のいまの活動の原点になっています。

【コツ01】▼

15年間の失敗の末に見つけた「岸村式ダイエット」は、食欲を「我慢」せず「ごまかす」のが原点。だから、うまくいく。

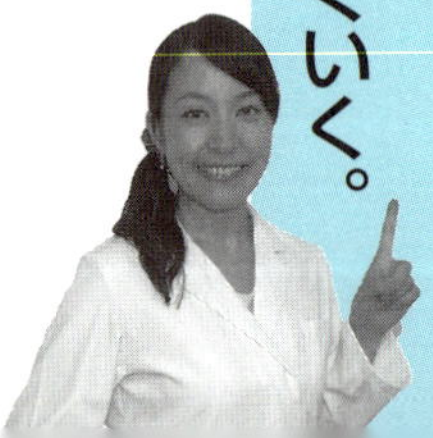

第2章

ウォーミングアップ編

よくある「ダイエットの6つの誤解」を解くだけでも、やせる！

「やせない理由」をきちんと認識していますか？

みなさんは「やせたい」と思ったとき、まず何から始めますか？

「間食を我慢！」

「食べる量を減らす！」

「きつい運動をがんばる！」

こんな感じからスタートする人が多いはずです。

しかし本書の冒頭で述べたように、こうした**「我慢」するダイエットは多くの場合、失敗**します。

それより、**最初にすべきは「自分がなぜ太っているのか、原因をはっきりさせる」こと**です。

太る原因がわかっていないのに、やみくもにがんばっても成果が出ないのは当たり前ですよね。にもかかわらず、**自分が「やせられない（または太る）原因」を間違って認識している人が意外と多い**のです。

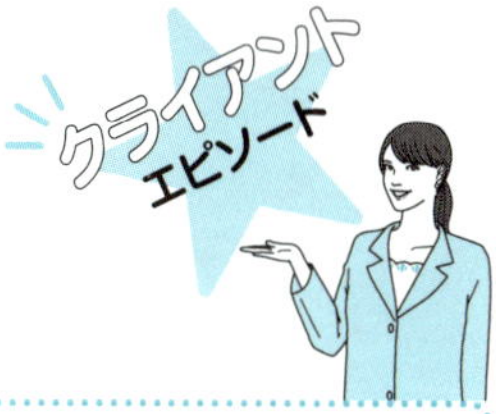

私のクライアントのAさん（女性、40代）は、家族想いのとても素敵な奥様です。

Aさんは子どもたちや旦那様においしいものを食べさせたいからと、「毎日味見をしすぎてしまって、それで太ってしまう」とおっしゃるのです。

でも、それは大きな考え違い。

よくお話をうかがうと、Aさんの太る原因は「味見」ではなく、明らかに彼女の「糖質の摂りすぎ」でした。

食べる量はそれほどでもないのですが、内容がおにぎり、パン、麺類、お菓子、甘い飲み物など、糖質に偏り、明らかにバランスを崩していたのです。

これでは、いくら味見を減らしても、やせるはずがないのです。

さらに、Aさんはダイエットの「負のスパイラル」にも陥っていました。

←

味見をいくらやめてもやせない

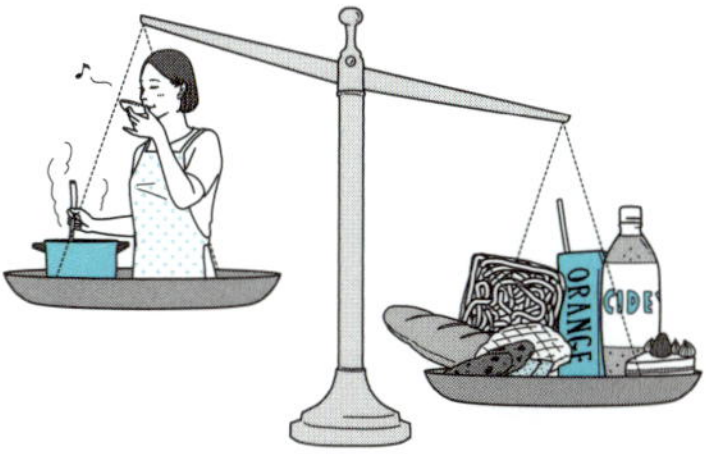

がんばっているのにやせないから、やけになる
←
余計に太ってリバウンド
←
食欲が前より増える
←
ふたたびダイエットに励む。そして挫折……の負のスパイラル

その結果、Aさんはダイエットに励んでいるわりには、なかなか成果に結びついていなかったのです。

【コツ02】▼まずは自分が「なぜ太っているのか」原因をはっきりさせよう。「やせない」理由を誤解している人は本当に多い。

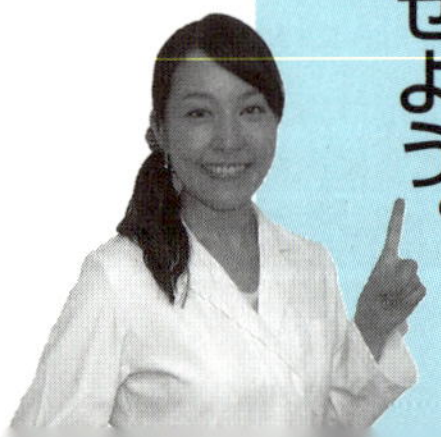

よくある「ダイエットの6つの誤解」を解く

ダイエット指導をしていると、Aさんのような人は本当に多いことに気づきます。「太る原因」を誤解しているがために、無駄ながんばりをして、無駄なストレスを抱え、溜まったストレスが爆発して過食になり、リバウンド……。

ダイエットは、仕事や受験と同じです。

傾向がわからず、現状が正しく把握できていない状態では、「正しい対策」を立てることはできません。

「正しい努力」をすることでストレスはぐっと減り、無理なくやせることができます。

そこでこの第2章では、よくある「ダイエットの6つの誤解」をまず解くところから始めたいと思います。

★

よくある「ダイエットの6つの誤解」を解くだけでも、やせられる！

ダイエットの誤解 1

「食べる」からやせられない

▼

食べなければ、やせられません！

やせるためには食事の量を減らしたり、なるべくカロリーの低いものを選んだりするほうがいいと思っている人は多いと思います。

でも、**「食べない」ダイエットは絶対にダメ**。

一時的にやせたとしても、すぐに元に戻ってしまいます。

食べないことがリバウンドのもとになるというのは前述しましたが、それだけでなく、**食べないことは科学的にも太る原因になっている**のです。

食べないと体は飢餓状態になって、次の食事時間に食べ物が入ってくると「待ってました！」とばかりに、いつもよりしっかり吸収しようとします。

食べない（体内は飢餓状態に）

↓

次の食事の吸収がよくなる（飢餓に備えて溜め込もうとする）

←**太りやすい体をつくる**（消費しにくく蓄えやすい地盤の完成）

食べないことがいかに「やせにくい体」をつくるか、おわかりでしょう。

それともうひとつ、やせるために食べることが大事なのは、**食事による「エネルギー代謝」**です。

私たちは食事をすると、それを「消化・吸収」します。この**消化・吸収を行うのにもエネルギーを消費する**のです。

食事によって生まれる「消費エネルギー」、これを**「食事誘発性熱産生」**と呼びますが、**なんとこのエネルギー、1日の消費エネルギーの10パーセントにも上る**のです。

たとえば、1日の消費エネルギーが2000キロカロリーとすると、うち10パーセントの約200キロカロリーが「食事誘発性熱産生」というわけです。

200キロカロリーというと、おにぎり約1個分なので、1カ月でおにぎり約30個分。そう考えるとバカにできない数字です。

この「食事誘発性熱産生」は、食事の内容によっても異なります。

★
「食べない」ダイエットはNG！一時的にやせても、食べるとすぐ戻る

とくにたんぱく質は、消化・吸収するのに糖質の5倍ほどの熱を生み出すといわれています。また、朝の食事では高く、夜型では低いこともわかっています。

そう考えると、食事を抜くなんて、非常にもったいないことです。**とくに朝食は抜かない**こと。

しっかり食べて、食べることによってカロリー消費をしてダイエットできるのです。

ダイエットの誤解 2

食べる量を減らせばやせられる

▼

大事なのは「量」ではなく「バランス」です！

「やせたい」という人がよく口にするのが「自分は食べる量が多いので、少しでも減らさないと」というもの。

でも、**ダイエットにとって大切なのは、食べる「量」よりも「バランス」**です。

食べたものをきちんとエネルギーにするためには、栄養が大事。

糖質、脂質、たんぱく質の三大栄養素に加えて、ビタミン、ミネラル、食物繊維も必要です。

これらをバランスよく摂取することが、「正しい食事」への第一歩なのです。

とくに**現代人は「エネルギー」がしっかり摂れていても、「ビタミン」「ミネラル」「食物繊維」は不足している〝現代版栄養失調〟の場合がとても多い**ものです。

これらが足りないと、食べたものをエネルギーとして回していけないので、**代謝が悪く「やせにくい体」**になってしまいます。

食事を減らしても不健康にやせたのでは、まったく意味がありません。

健康的にやせるためにも、普段の食生活を正しく見直してみることが大切

● あなたはどちらを選びますか？

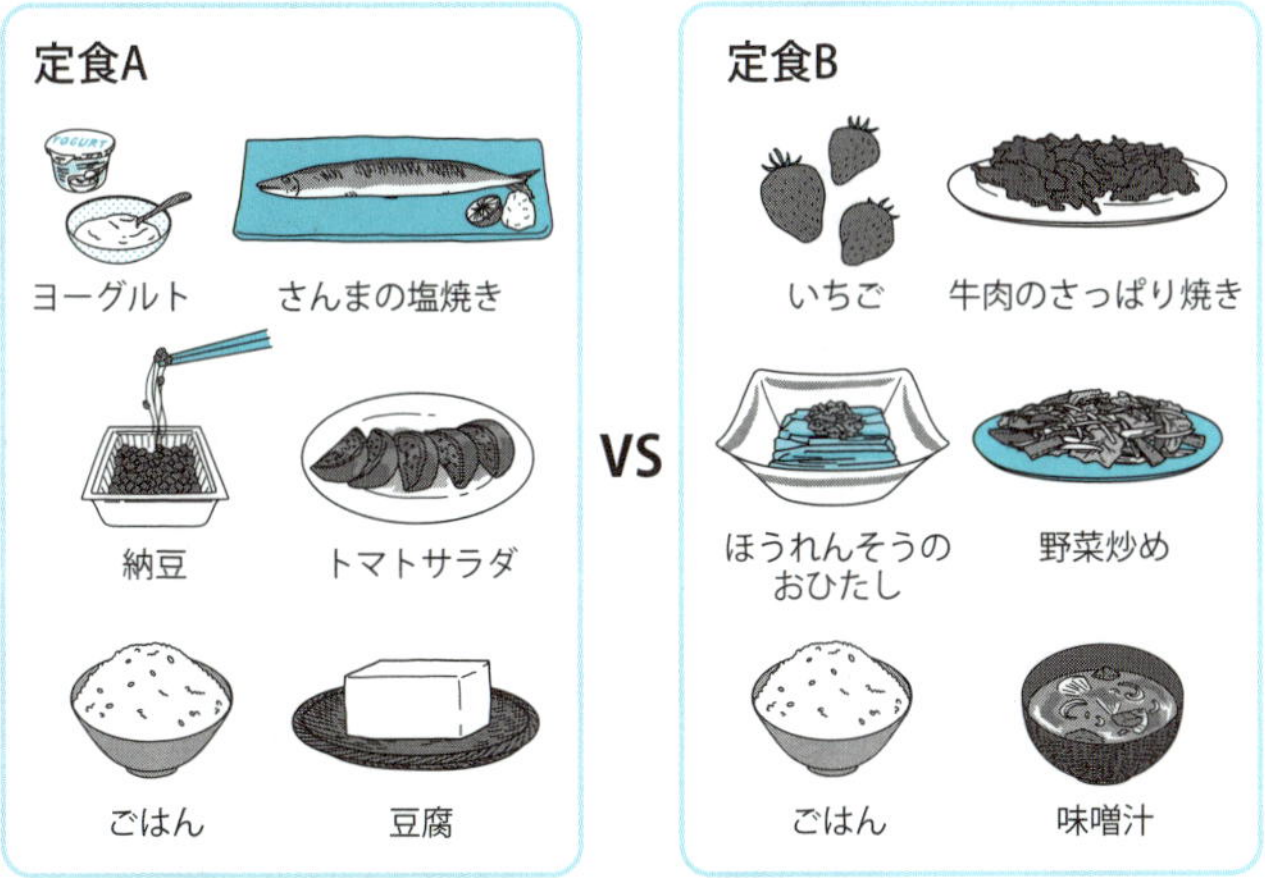

おすすめは 定食B！

三大栄養素＋ビタミン、ミネラル、食物繊維など、栄養バランスの観点からは、定食Bがよりグッド。
定食Aはたんぱく質に偏りがあります。

です。**食べ合わせやバランスを変えれば、量を増やしても太らない**のです。

【コツ03】

「食べないダイエット」は一時的にやせても、食べるとすぐ太る。本当にやせたいなら、「食べる中身」を変えよう。

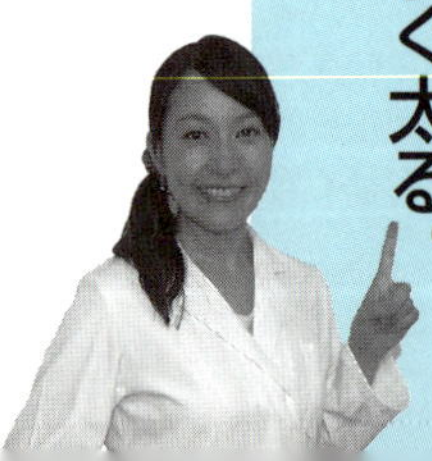

ダイエットの誤解 3 ダイエットには「低カロリー」のものがいい

「たんぱく質」と「食物繊維」を摂らなければ、やせません！

やせるためには、**「低カロリーのものを選んで食べたほうがいい」と思いますよね。しかしそれはNG**です。

私自身、カロリーばかり気にして「ローカロリーの食品」を選んで食べていたときは、まったくやせませんでした。そして、「なぜやせられないのか」の理由もわかりませんでした。

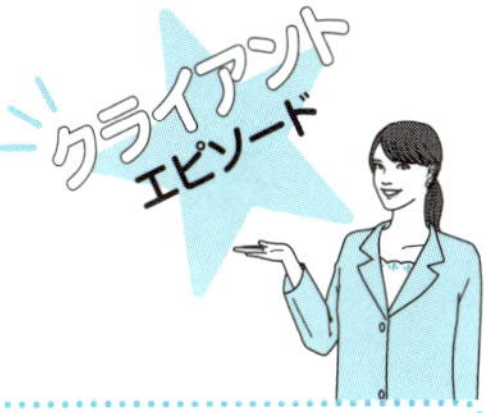

「ダイエットのためには、低カロリーのものを選んで食べたほうがいい」と勘違いをしている人はたくさんいます。

私のクライアントのBさん（女性、30代）もそうでした。

Bさんも、本当に低カロリーの食事（に見えるもの）をがんばって続けていました。

たとえば、朝は玄米、野菜、こんにゃくなどの低カロリーのものを食べて、昼は雑穀ごはんを少しだけ、そして小腹がすくとバータイプの栄養補助食品などを食べて、酵素ジュースを飲んで……といった具合。

しかし、Bさんはまったくやせないまま、以前の私のように、ひもじい思いだけを募らせていました。

そしてあるとき、食欲が爆発。

気づけばやせるどころか、かえって太ってしまっていました。

なぜ、低カロリーの食事を続けてもやせないのでしょうか。理由は3つあります。

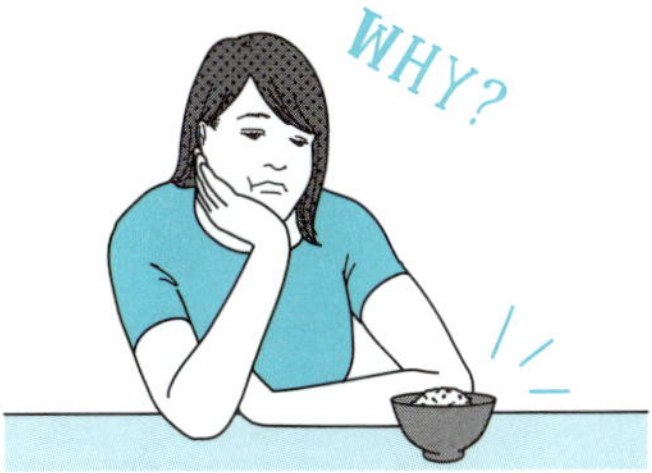

❶「たんぱく質」が不足し筋肉が落ちてしまい、代謝も悪くなり「やせにくい（燃えにくい）体」になってしまうから
❷バランスの悪い食事を摂ることで満足感も得にくく、結果的に食欲のコントロールが効かなくなり、太りやすくなってしまうから
❸食事量が減って、便が出にくくなり、体内環境が悪化してしまうから

「カロリー」だけに目を向けるのではなく、「たんぱく質」と「食物繊維」もしっかり摂ること。**さらには代謝を助ける「ビタミン」「ミネラル」も必要**です。

「たんぱく質」と「食物繊維」が豊富なものは、たいてい「ビタミン」や「ミネラル」も含まれるほか、満足感も得られやすくなります。

まずは「たんぱく質」と「食物繊維」の2つをしっかり意識することで栄養バランスが整い、自然と「やせやすい体」に変わるのです。

【コツ04】▼「たんぱく質」と「食物繊維」をしっかり摂ると、自然と「やせやすい体」に変わり、リバウンドもしない！

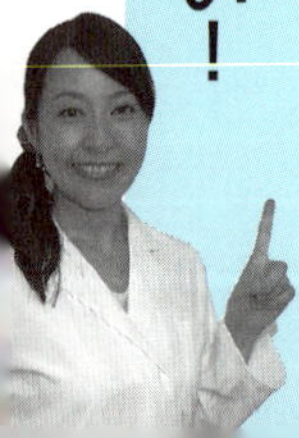

●「食物繊維」を含むおすすめ食材トップ10

①きのこ（えのきだけ、エリンギ、しめじなど）　②枝豆
③大豆製品（おから、納豆、蒸し大豆など）　④大麦・その他雑穀、玄米　⑤ごぼう　⑥オクラ　⑦ブロッコリー　⑧さつまいも
⑨海藻（めかぶ、ひじき、わかめなど）　⑩甘栗

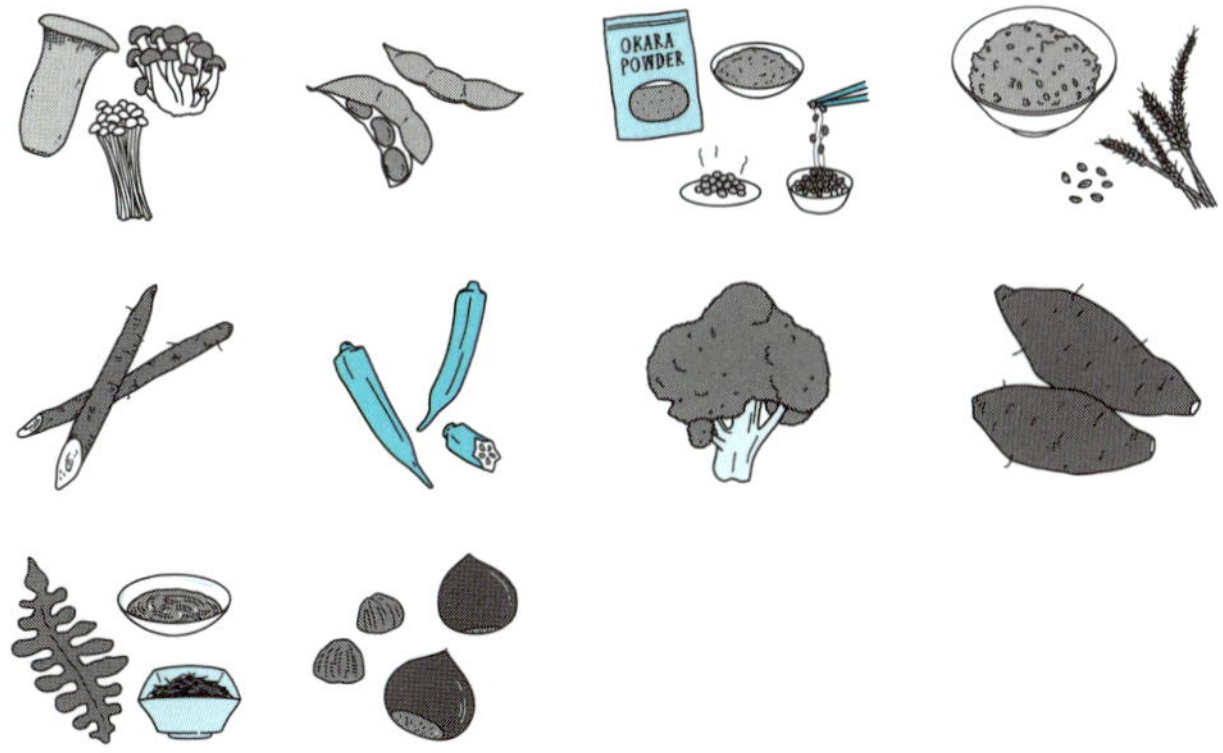

●「たんぱく質」を含むおすすめ食材トップ10

①鶏肉（むね肉、ささみなど）　②かつお　③鮭　④まぐろ
⑤豚ヒレ肉　⑥牛ヒレ肉　⑦卵　⑧大豆製品（納豆、豆腐、豆乳など）　⑨青魚（いわし、さんま、あじ、さばなど）
⑩ヨーグルト

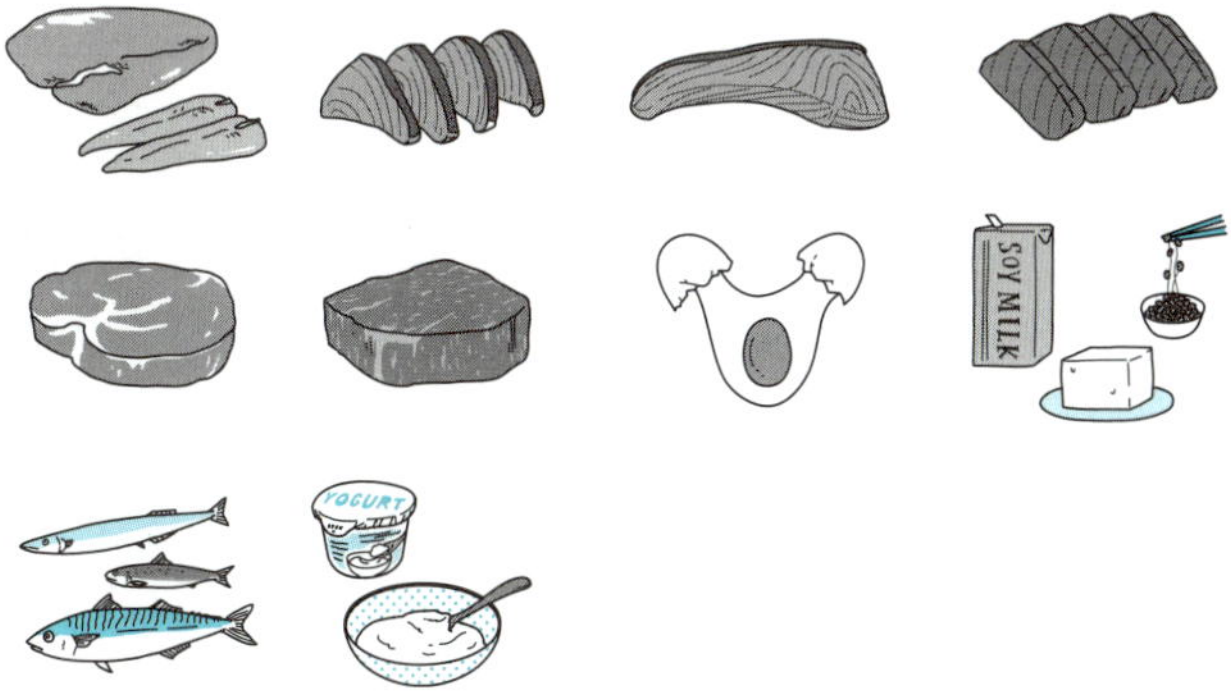

ダイエットの誤解 4

ケーキ、ラーメンを我慢すればやせられる

▼

「高カロリーのもの」は、「食べ方」を工夫すればいい

ダイエットを始めるにあたって、チョコレートやケーキ、アイスクリーム、菓子パンなどの「甘いもの」や、トンカツ、カレー、ラーメンといった「高カロリーのもの」を一切やめようと決意したはいいものの、ついつい誘惑に負けて食べてしまい、結局リバウンド……。

こうした経験をお持ちの人も多いのではないでしょうか。

「甘いもの」や「高カロリーのもの」はダイエット中は御法度と思われがちですが、**本当に好きなもの、食べたいものを我慢してしまうとストレスが溜まり、絶対にいつか反動が出ます**。

だったら、**やめずに「食べ方」を工夫すればいい**のです。

同じものを食べても吸収を抑えたり、脂肪に変化させないように気を遣うことで、余計なものを体に蓄積させない方法があります。

それこそが**「岸村式ダイエット」の基本ルールの2大柱、「食欲スイッチオフ」と「リ**

セットごはん」です。

具体的な方法については第3章、第4章でそれぞれ詳しく紹介します。

ダイエットの誤解 5

やせるためには、苦しくても運動すべき

▼

太っているのに無理な運動はNG。まずは食事でやせてから!

太っていると、体を動かすこと自体がおっくうになります。

それでも無理をしてがんばると腰痛やひざ痛の原因になるとともに、血圧上昇や心拍数の増加を招いて心血管事故につながる危険性すら高まります。

それを考えると、**運動を始める前に、まずは食事で先に「少しでもいいので結果を出す」ことが大切**です。運動はそのあとでいいのです。

これは**私自身の経験だけでなく、2000人以上の人をサポートしてきて実感したこと**です。

おもしろいことに、**まず食事でやせると、体だけでなく心も軽くなり、自然と体を**

動かしはじめる人が多いものです。私のクライアントでもそういう人が多く、スポーツジムに通いはじめたり、フルマラソンに挑戦する人もいます。
運動嫌いの人が、運動からダイエットを始めるのはＮＧです。
まずは食事でやせはじめて、最初のハードルを下げることが成功につながるのです。

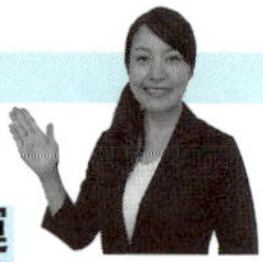

無理なくできる！ ▼ワンポイント・アドバイス

運動嫌いの人に私がおすすめするのは、おへその5センチ下あたりに力を入れて生活をすること。

はじめのうちはつらいですが、腹筋を自然と使うので、日常生活がエクササイズになります。私の場合、1日30回、腹筋運動をがんばっていたときよりも、ウエストが引き締まりました。

運動嫌いの人ほど、おへそ5センチ下に力を入れて姿勢よく生活するだけで、1カ月に5センチほど腹囲が減る人が本当にたくさん

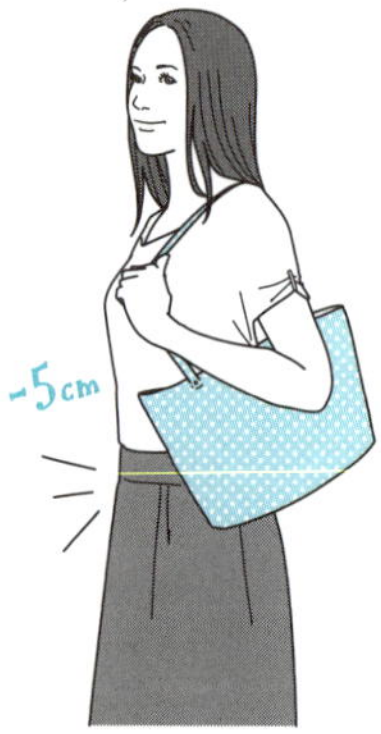

います。

　だまされたと思って、引き締まったお腹のために「おへそ5センチ下の魔法」を試してみてください（ただし、後ろに反ってしまうと腰を痛める原因になるので、必ず上に伸ばすことを意識してください）。

【コツ05】▼運動は「食事で少しやせてから」始めると、自信につながり、結果的に成功しやすい。

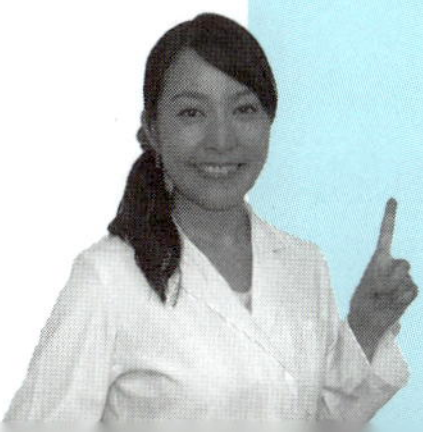

ダイエットの誤解 6

たくさん我慢すれば、たくさんやせられる

▼ ごはん1食「3口カット」だけで、無理なくやせられます！

具体的に、どのくらい摂取カロリーを減らせばやせられるのか考えてみましょう。

体脂肪1キログラムをカロリーに換算すると、7000〜7200キロカロリーになります。これは**フルマラソンを2回走る以上のカロリー**。そう思うと気が遠くなりますよね。

でも、これを1カ月、30日で割ってみるとどうでしょう。

1日あたり240キロカロリー。さらにこれを3食で割れば、**1食たった80キロカロリー**になります。

80キロカロリーというのは、ごはん3口、揚げ物たった一口分。バナナだったら1本だし、マヨネーズだったら約大さじ1杯。かけすぎを控えればいいぐらいのことです。

調理法によっても違います。たとえば、迷ったら揚げ物・炒め物よりも、焼き物・生ものにするだけでマイナス約100〜200キロカロリー。**同じ食材でも、ちょっ**

とした違いでカロリーダウンが可能です。

家庭で調理するときは、油が不足してこげつきそうになったら、油を足すのではなく、お酒やお水を入れてみましょう。これもちょっとした工夫です。

要は、**1食のうちでこのぐらいを「少しだけ節約」していけば、1カ月で1キロやせることができる**のです。これなら、ほとんどダイエットの意識もなくできることだと思います。食事ごとに、「ほんのちょっと」心がければいいだけですから。

1カ月に1キロでも、それを1年間続ければ12キロです。

ダイエットは貯金と同じで、日々の積み重ねが大切です。「ちょっと摂りすぎを注意するもの」「ちょっと意識して多く摂るもの」を少し気をつけるだけでいいのです。

「糖質」や「脂質」は、意識しなくても過剰に摂りがちだからこそ、ちょっと気をつける。

逆に、ダイエットをサポートしてくれる「食物繊維」や「ビタミン」「ミネラル」が豊富な野菜・海藻・きのこ・大豆製品などは、意識して摂らないとなかなか摂れないので、ちょっとがんばって多く食べる。

本当に「ちょっと」のことなのです。

30キロ落とした人も、最初は100グラムからやせたのです。

★ 30キロやせた人も、最初は100グラムから! 「ちょっと」の積み重ねが、成否を決める

「太る・やせる」のメカニズム

以上、よくある「ダイエットの6つの誤解」を解いてきました。

ご存じのとおり、世の中にはさまざまなダイエット法があふれています。「置き換えダイエット」や「酵素ダイエット」「糖質制限ダイエット」「○時間プチ断食ダイエット」「朝バナナダイエット」などなど、最近話題になったダイエットだけでも何種類もあります。

私自身もいろいろなダイエットを試しましたが、そこで出た結論はいたってシンプルで、**「摂取カロリー」と「消費カロリー」のバランスを正常に戻す**というのが基本です。

「食べる量」と「消費する量」、これを天秤に見立てます。

「食べる量」が多く、「消費する量」が少なければ太るし、「食べる量」に対して、動いて「消費する量」が多ければやせます。やせるためには少しでも「消費カロリー」のほうに天秤を傾けることなのです。

地味なようですが、長い目で見たら、これがいちばん効果的で、しかも健康的にやせることができます。

頭の中でいつもこの天秤を意識するといいと思います。

たとえば、「今日は食べすぎてしまったからウォーキングしようかな」とか、あるいは逆に「今日はデスクワークで動かないから、あまり食べすぎないように気をつけよう」というふうに考えることもできます。

つまりは「収支決算」なのです。

貯金と同じように、「入ってくる量（収入）」と「使う量（支出）」を少し意識するだけ。

「摂取カロリー」と「消費カロリー」の収支だけ合わせていれば、リバウンドも防ぐことができるのです。

いま流行りの糖質制限も、カロリーが制限されていなければ結果は出ないことが報告されています。

体重のグラフをつけて「見える化」するのもおすすめです。

体重グラフは自分の傾向を知る大切なヒントになります。

また、長期的に見て右肩下がりになることでやせたことが励みにもなり、傾向がわかれば対策も立てやすくなります。

● 「食べる量」と「消費する量」の天秤を、いつも意識しよう

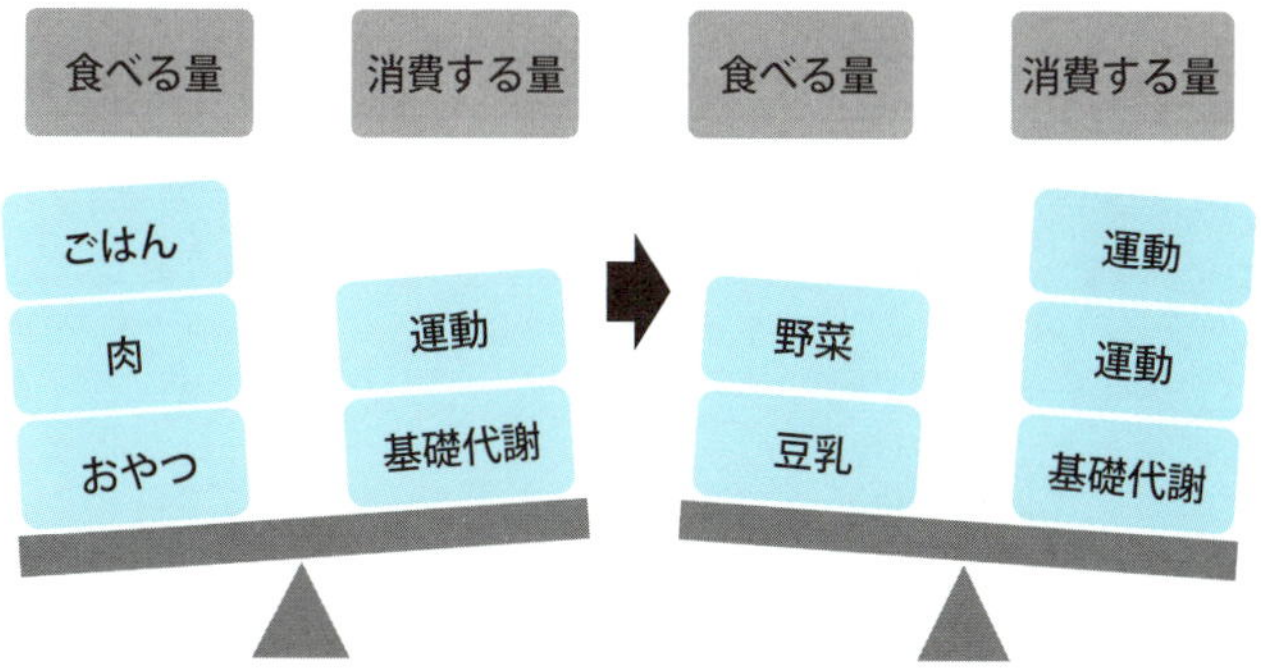

※日々の体重は、この天秤の目安。毎日意識すると、何かが見えてくる！

✓「やせる」のではなく「あるべき姿に戻す」と考える

ダイエット指導をしていて痛感するのは無理なダイエットで体を壊す人がどれだけ多いかということです。

「やせること」は「目的」ではありません。やせることは、あくまで「幸せになるための手段」のはず。

やつれてしまったり、体を壊してしまったりしたのでは本末転倒。私自身、そのような失敗を散々繰り返してきたからこそ、みなさんには**「無理なダイエット」をしてほしくない**のです。

いったん体調を崩してしまうと、それを元に戻すのは大変です。

考え方を転換してみてください。ダイエットの目的は、ただやせるのではなく「あるべき姿に戻す」こと。

自分自身が本来持つ「正しい食欲」や「正しい体」の機能を呼び覚ますこと、それこそが「本来のダイエット」の意味だと思うのです。

これまで大勢のクライアントを見てきて驚かされるのは、**「正しいやせ方」をした**

人は、みなさん必ず若返って、元気になって、本当に輝いていくことです。

出世したり、彼氏・彼女ができたり、新しいことにチャレンジしたり。

私自身が毎回その変化に驚かされ、その素晴らしい変化に感動してしまうほどです。

それは、**「ダイエットに成功した自信」**と**「食事の持つ栄養の力」**だと思います。

だからこそ、無理なダイエットや不要な我慢ばかりのダイエットから一刻も早く卒業して、**食の力を使って、「正しいやせ方」をしてほしい**のです。

では、次章からいよいよ**「岸村式ダイエット」の2大柱、「食欲スイッチオフ」と「リセットごはん」**の基本編に進んでいきましょう！

【コツ06】▼やせることは「目的」ではなく「幸せになる手段」。「正しいやせ方」なら心も体も健康になり、人生が輝き出す。

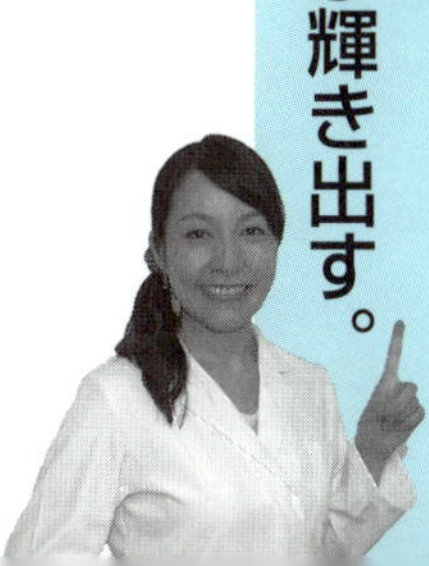

第3章

基本編①

「食欲スイッチオフ」で余計なものが食べたくなくなる！「ニセモノの食欲」が勝手に消える！

✓ 食べたい気持ちに火をつける「食欲スイッチ」とは？

「食べても食べても満足しない……」

「本当はお腹がいっぱいなのに、食べるのを止められない……」

かつての私はこうでした。

何も知らずに食欲をわざわざ昂進《こうしん》させる食べ方をしては必死に我慢して、最後は我慢が続かなくなってドカ食い。まるでジェットコースターのような日々を送っていました。

我慢しては挫折してリバウンド、「なんて私は意志が弱いんだろう……」と自分を責めては落ち込むことの繰り返し。

そんな私が幾多の失敗の果てにわかったのは、**食欲をコントロールできないのは意志が弱いからではなく、食べ方・食べ物の選び方の問題**だということでした。

「食べたい！」という欲求のスイッチを「オン」にしない食べ方をすれば、ちょうどの量で満足でき、しかも何の苦労もなくやせることができるのです。

血糖値のコントロールがすべてのカギを握る！

私たちは、なぜ「お腹がすいた！」と感じるのでしょうか。

じつは、**「空腹感」は主に「血糖値」が決めている**のです。

私たちが食事を始めると、すぐに消化吸収が始まります。

このとき、食べ物の中に含まれる糖質がブドウ糖に分解されて血中に流れ出ます。

この血中のブドウ糖の濃度のことを「血糖値」といいます。

血糖値が上がると、そのサインが脳に届いて、「お腹いっぱい、満足した！」となります。そして、「インスリン」というホルモンが分泌されて、ブドウ糖を取り込みます。すると今度は、血糖値が下がって「お腹すいたモード」になります。

これは人間の体の自然の摂理なのですが、**問題はこの血糖値が急上昇**した場合。

空腹時にごはんやパン、お菓子などの糖質をいきなりたっぷり食べると、血糖値が急上昇します。するとインスリンもいっぱい出て、いっきに血糖値が下がります。

このこと自体、膵臓や血管に負担をかけて体によくないのですが、ダイエットにも悪影響を及ぼすのです。

★

「空腹感」は主に「血糖値」が決める。
「血糖値を急上昇させない食べ方」をしよう！

まず、インスリンは糖を取り込むと述べましたが、余った糖を脂肪に変える働きもします。ですから、大量にインスリンが分泌されれば、その分太りやすくなります。

さらに**血糖値が急激に下がると、下がった分だけ「食欲」がわいてしまいます**。

つまり、「食欲スイッチオン！」の状態です。

糖質の多い食事を食べれば食べるほど、食欲がわいて太ってしまうという**「負のスパイラル」に陥ってしまう**のです。

では、どうしたら食欲スイッチを「オン」にしない食べ方ができるのでしょうか。

それは、**「血糖値を急上昇させない」**、この一言に尽きます。

血糖値がゆるやかに上昇すれば、下がるのもゆるやか。「食欲スイッチをオンにしない食べ方」ができるのです。

食欲スイッチを「オフ」にするには、この「血糖値をいかに急上昇させない食べ方をするか」が、まずは基本となります。

●「血糖値を急上昇させない食べ方」をしよう

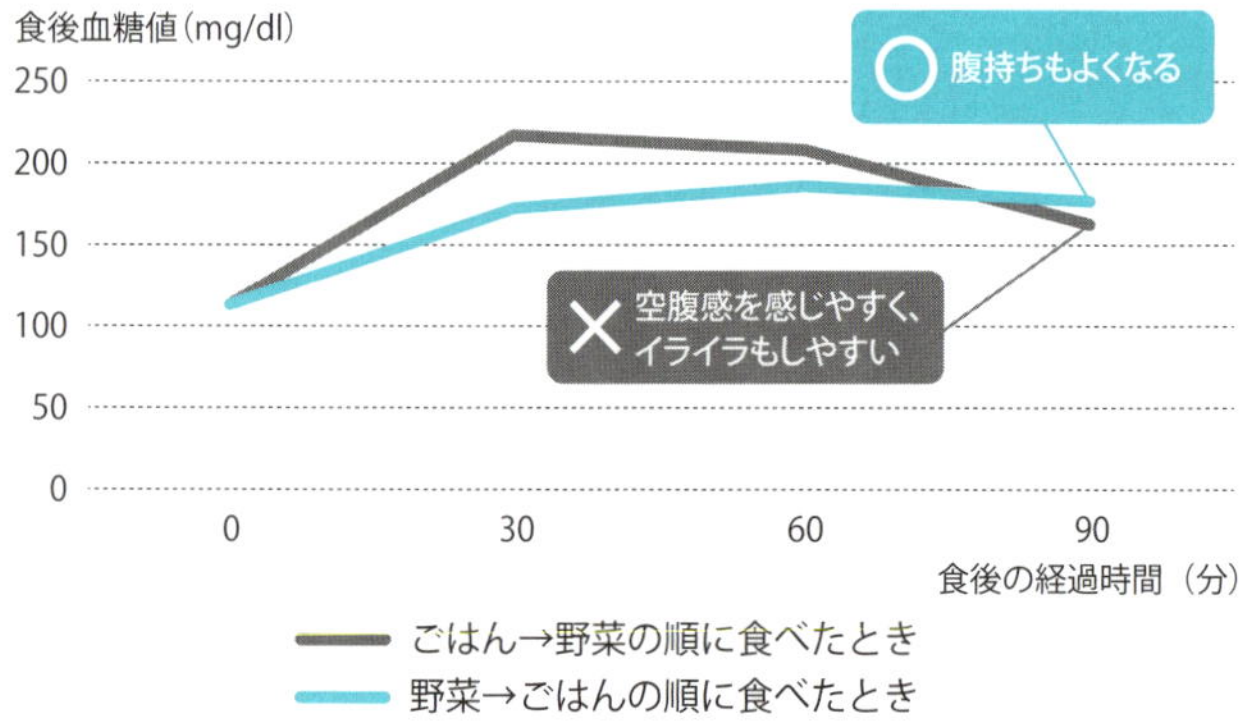

出典：『糖尿病』（53巻2号 2010年）をもとに作成

【コツ07】

空腹感は血糖値で決まる。食欲スイッチを「オフ」にするには「血糖値を急上昇させない食べ方」をするのが基本。

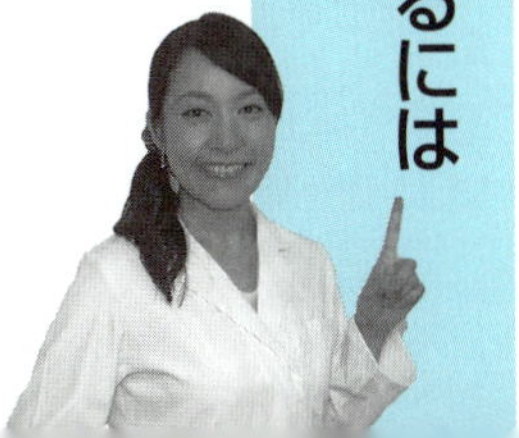

✓「糖質オフ」すればやせられるか？

血糖値がいかにダイエットにかかわるかという話をすると、必ずみなさんから聞かれるのが**「糖質オフや糖質制限ダイエットでやせられますか？」**ということです。

たしかに糖質を一切カットした食事を続ければ、血糖値が急上昇することもなくやせられます。それが体に合っていて、苦もなく続けられる人はいいのです。

問題は、糖質オフが体に合わない人、続けられない人。

私自身も一時、かなり極端な糖質制限を実行したことがありますが、少しはやせたものの、体への負担がスゴかったのです。

意識が朦朧《もうろう》として、集中力がなくなり、体調も崩しがちに。「これはとても自分には合わない」と悟りました。

そして糖質を食べるようにしたとたん、今度は体重がいっきに増えてしまい、元の木阿弥……。

でも、私のように**糖質オフが合わない人はじつは結構多い**ものです。これは2000人以上のカウンセリングをしてきて、みなさんの話を聞いて実感していることです。

極端な糖質オフを続けたことで、風邪をひきやすくなったり、胃もたれや便秘、めまい、あるいは、やせたのはいいけれど、やつれてしまったり……。

糖質オフ食では、どうしても動物性脂肪の摂取が多くなります。すると胃腸にも負担がかかり、動脈硬化のリスクも増えるほか、腸内環境が悪化し、免疫力が下がることもわかってきています。

ただし糖質オフのやり方にもよります。

野菜や大豆などの植物性食品をしっかり摂ってい

●食品別にみる「血糖変動」の例（菓子原料）

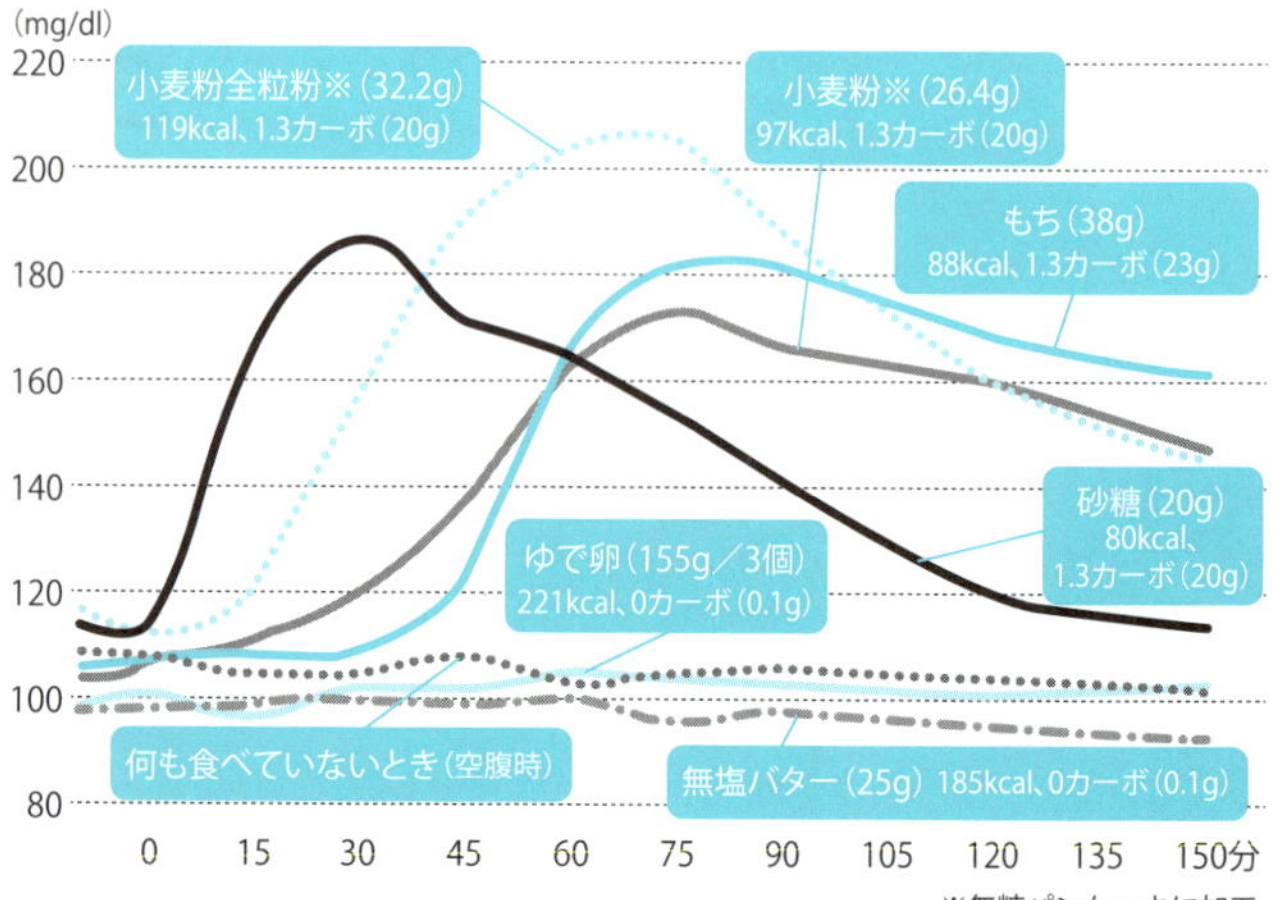

※無糖パンケーキに加工

出所：「糖尿病ネットワーク」HPより
http://www.dm-net.co.jp/kanshoku-file/catagorydata/graph_list/

れば、動脈硬化などのリスクは軽減するという研究もあります。

しかし、何より**糖質オフ・ダイエットを一生続けるのは、多くの人にとってつらいことですし、第一、食の楽しみが半減**してしまいます。

それよりも、糖質も食べすぎないように上手に取り入れながら、ゆるくダイエットしたほうが絶対に長続きするし、体にもいいのです。

糖質には「OKな糖」と「NGな糖」の2種類ある

ではどうしたら、上手に糖質を取り入れつつ、かつ血糖値の急上昇を抑えられるのでしょうか。まず知っておいていただきたいのは、**糖質には「OKな糖」と「NGな糖」がある**ということです。

まず**「NGな糖」とは、たとえば清涼飲料水やお菓子、栄養補助食品、ドレッシングやポン酢しょうゆにまで多用されている「果糖ブドウ糖液糖」**です。これらは血糖値が急上昇しやすいので注意が必要です。

とくに、空腹時にいきなり「果糖ブドウ糖液糖」がたっぷり含まれた清涼飲料水やお菓子を食べるのは要注意です。

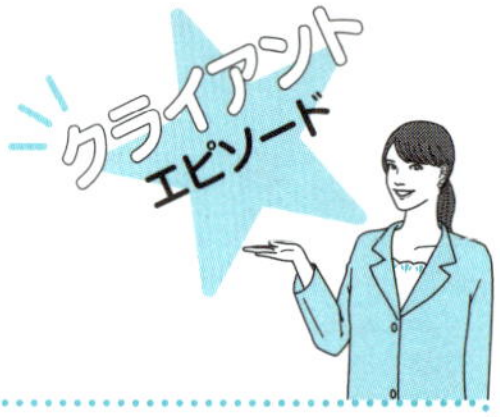

私のクライアントに、40代になってとても健康に気を遣うようになり、ヘルシーな食事を意識しているCさん(男性)がいらっしゃいます。でも、その方は健康に気を遣っているというわりには、健康診断の結果では中性脂肪などが高いのです。

なぜなのか、私も最初は理由がわかりませんでした。

よくよくその人の話を聞いてみると、ヘルシーな食事を一生懸命がんばりながら、じつは「体によい」と思って、糖分がたっぷり入ったスポーツ飲料を水の代わりに空腹時にせっせと飲んでいたのです。

これでは中性脂肪が高くなるのも当然です。余分な糖分は脂肪となって蓄えられますから。

これをやめていただいたら、正常値に戻りました。

一方、**「OKな糖」というのは、糖質は糖質でも「食物繊維」や「ビタミン」などが含まれている食材**のことです。

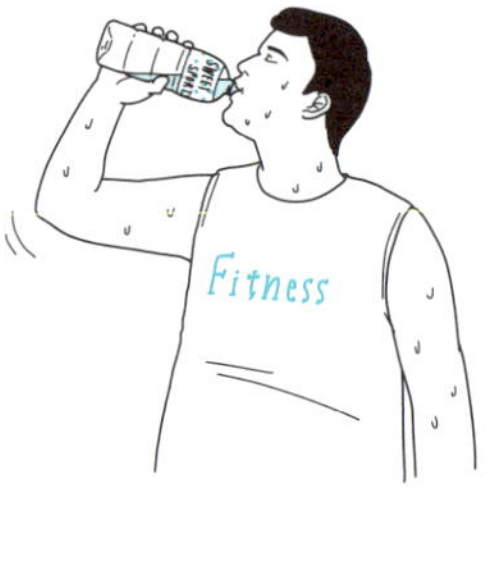

たとえば、かぼちゃ。「かぼちゃは糖質が多いからやめたほうがいいんですよね？」という質問をよく受けます。

たしかに、かぼちゃは糖質が多いので、食事にいつもプラスしていたら当然太りますが、ごはんの量をその分だけ控えたり、または甘いものが欲しくなったときに、お菓子代わりに食べることで、甘いものへの過剰な欲求を減らすことができます。

かぼちゃには、甘いものにはほとんど含まれていない**「食物繊維」が豊富なほか、「ビタミン」も豊富なので、ダイエット中、甘みが欲しいときには意外と重宝**します。

「かぼちゃは糖質が多いから……」と避けているのに、甘いお菓子やドリンク類を平気で摂っている人もいました。**極端な部分にばかり目がいって、大事な視点が抜けてしまうことがある**のです。

さらに、気をつけたいのが**糖質の「種類」**です。

「人の消化酵素で分解されにくい糖」や「分解されるのに時間がかかる糖」を選ぶという視点は大切です。

また、**糖の精製度によっても血糖値への影響は異なります**。最近の研究では「でんぷん」などの糖質が腸内環境に大切なこともわかってきています。

精製された糖「白砂糖」や加工食品に多用されている「果糖ブドウ糖液糖」などは

★ 糖質には「2種類」ある。「OKな糖」を摂り、「NGな糖」は減らそう

控えること。「でんぷん」ももちろん食べすぎないことが大切ですが、まったくゼロにするのではなく、上手に少量だけ摂ることが大切です。

ごはんやパン、麺などに含まれる「でんぷん」は、玄米なのか全粒粉パンなのか、あるいは硬めにゆでるのかなどの調理法でも血糖値の上昇の仕方が変わってきます。

【コツ08】

糖質には2種類ある。血糖値を急上昇させる「NGな糖」は避け、食物繊維とビタミンが含まれる「OKな糖」を摂ろう。

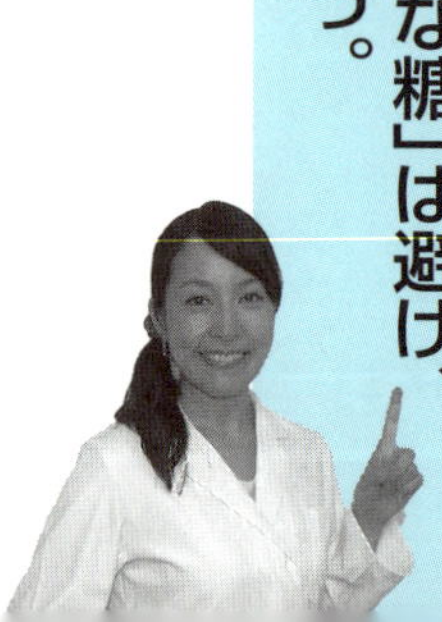

✓ 甘いものは「昼間」に「精製されていないもの」を「たんぱく質や食物繊維と一緒に」摂ろう

糖質はいつ、どう摂るかが重要です。

よくあるケースが、おやつに甘いものを「単体」で摂ってしまうこと。

糖質が含まれているものは、決してそれだけで食べないことが大切です。単体で摂ると血糖値の上昇が起こりやすく、前述のとおり、太りやすくなってしまいます。「食物繊維」の多い食事のあとに少量味わって食べたり、豆乳ラテなど「たんぱく質」の含まれたものと一緒に摂る、また「食物繊維」や「ビタミン」と一緒に摂るなどして、上手に「食欲スイッチ」をオフにしましょう。

糖質は摂取する「時間」も大切です。

夜は食後に頭や体を使わないため、糖質がエネルギーに変わらず、その結果、脂肪として体内に蓄えられやすくなります。

また、食事によるエネルギー代謝（食事誘発性熱産生）が落ちる時間帯は夜。この**夜の時間帯に甘いものを食べると、太りやすくなってしまいます**。

甘いものを食べるのであれば、絶対に昼間にしましょう。

本気でやせたいのであれば、夜にがんばることで結果が出やすいのです。

以下、糖質の摂取についてまとめます。

- ❶ **野菜や果物などの糖質は極端に抑えすぎない**
- ❷ **精製された糖分を摂りすぎない**
- ❸ **糖質は単体で摂らない**

3食しっかり食べて間食もOK!

「ダイエット中だから食べる量を減らさないといけない」

「朝食や夕食を抜けば、1日の摂取カロリーが減ってやせられる」

みなさんはこんなダイエットをしていないでしょうか。

意志の強い人はそれでも成功するかもしれませんが、私と同じように意志の弱い人は食事を抜いたり、量を減らしたりするダイエットはNG。数回は我慢できても、結局は反動でドカ食いしてしまい、挫折につながってしまうからです。

ダイエット中もきちんと3食摂ることが、遠回りのように見えても成功への一歩です。

忙しくて3食しっかり摂れないときは豆乳などのドリンクだけでも摂りましょう。

食事を抜かずに、昼間の空腹時間を長くしないのがやせるための大きなポイントです。

「ダイエット中にお腹いっぱい食べるのは怖い」という人もいますが、ダイエット中だからこそ、しっかり食べてください。3食をしっかり満足するまで食べれば、間食も減るし、次の食事でのドカ食いも避けられます。

何より「3食きちんと食べられる」「お腹いっぱい満足するまで食べられる」とい

う精神的な安定は大きいものです。

食事を抜いたり量を減らしたりするのではなく、「内容」を工夫すればいいのです。**「お腹いっぱい食べてやせる」。それが「岸村式ダイエット」の大前提**です。

では次からは、いよいよ「食欲スイッチオフ」の具体的な10の方法を紹介します。これらはすべて「岸村式ダイエット」の基本要素ですので、みなさんに理解し実践していただきたいと思います。

【コツ09】

▼「食べ方」に注意すれば、糖質制限は無理にしなくても大丈夫。ダイエット中も3食きちんと摂ることが、遠回りに見えても成功の秘訣。

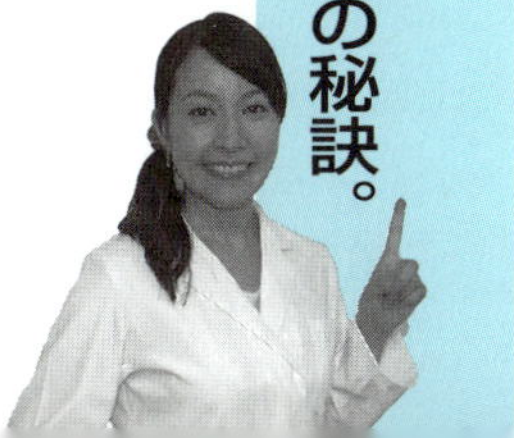

食欲スイッチオフの方法 1

本当に食べたいものは、我慢しないで食べる

ケーキ、トンカツ、天ぷら、ラーメン、クッキー、チョコ、アイスクリーム……。

こうしたものは、カロリーも糖分も高いので、一般的にダイエットの敵といわれます。やせたいと思ったら、「これらは我慢しないといけない」というのが常識になっていますよね。

でも「岸村式ダイエット」なら、食べてもいいんです！

「本当に好きなもの、食べたいものを我慢するダイエットは、絶対に長続きしない」

ということは、ほかならぬ私がいちばんよくわかっています。

本当に食べたいものは、完全にやめるのではなく、上手に組み込めばいいんです。

ポイントは「位置づけ」を変えること。

「毎日の習慣」から「ごほうび」の位置づけにチェンジするのです。

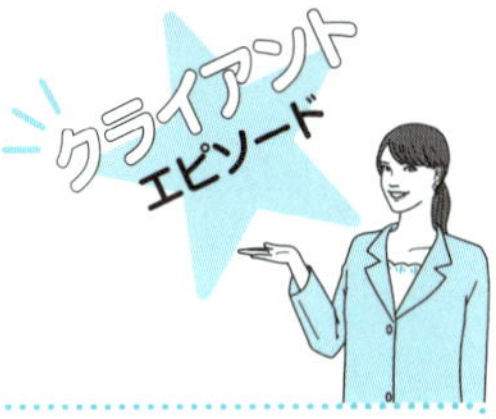

クライアントのDさん（男性、50代）はチョコレートが大好物で、毎日食べるのが日課になっていました。

それを「毎日の習慣（日課）」から、1週間に一度だけ、「ごほうび」として、ランチのあとに高級チョコレートを食べることにしたのです。

それでも「どうしても食べたい」ときのみ、無理に我慢せず昼間なら食べてもいいことにしました。

これでDさんは、徐々にチョコレートの摂取量を減らすことに成功し、6カ月で25キロのダイエットに成功したのです。

ダイエットを続けるためには、こうした「ゆるさ」が必要なのだと思います。

「ごほうび」なのですから、思いきって「上質」なものを選んで、少量をよく味わっておいしくいただきましょう。

「ごほうびの位置づけに変える」「昼間に食べる」ことで、ストレスなく、しかもダメージを最小限にダイエットを続けることができます。

惰性で「習慣」の位置づけになっていた食べ物を「ごほうび」というポジションに一度、変えてみてください。

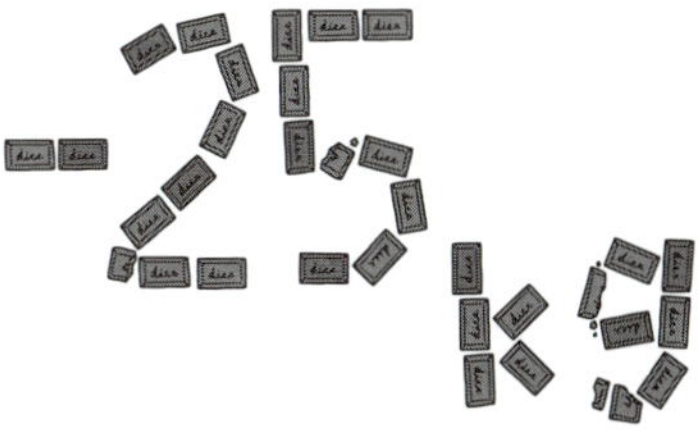

「ごほうび」の位置づけ、「上質を少量」というぜいたくな満足感。

この2つを実践するだけでも、ダイエット成功率はぐっと上がります。

食欲スイッチオフの方法 2

食べたいものはランチで満足させる！

「バターたっぷりのグラタンが食べたい！」

「天ぷらうどんが食べたい！」

「生クリームのおいしいケーキが食べたい！」

「トンカツや唐揚げが食べたい！」

こうしたたくさんの「食べたい」を我慢すればするほど、「食べたいのに食べられない」という意識が強くなり、かえってストレスが溜まってしまうものです。

そんな場合のポイントは、**食べたいものを「ランチ」に持ってくる**こと。

昼間の時間帯なら、体も動かし、カロリーも消費できます。

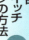

食べたいものを昼間に上手に摂ることで、ストレスも少なくできます。それに夜に空腹を感じても、「明日の昼にたっぷり食べられる！」と思えば、つらさも減ります。

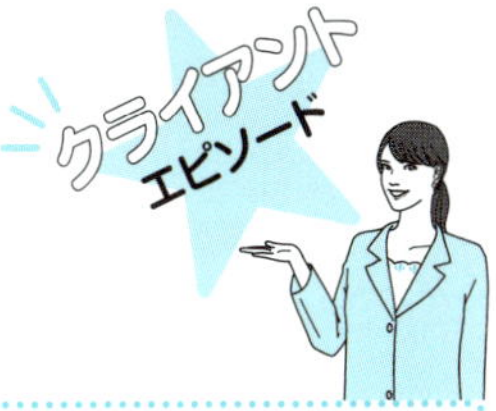

49ページでも紹介したクライアントのAさん（女性、40代）は大の糖質好きでした。

朝昼晩の食事で毎食二膳飯は当たり前。加えて、おせんべいや菓子パンなどの間食も多く、人の1・5〜2倍ほど糖質を摂取していました。

このような生活をしていた人に、いきなり「糖質をやめてください」といってもストレスが溜まるだけ。反動で食べてしまえば、やせるどころではなくなります。

そこで、お昼ごはんで糖質を摂り、朝と夜はできるだけ控えて、その代わりに、食物繊維が多く満腹感が得られる野菜とたんぱく質を多めに摂る方法を試していただきました。

すると、はじめの1〜2日ほどは「ごはんやパンをもっと食べたい」とおっしゃっていたAさんでしたが、3日も経つと慣れてきた様子。

「明日のお昼には食べたいものが食べられる」と思うとつらさも収まり

体も慣れて、だんだんラクにコントロールできるようになったようです。

やがて、その糖質を食べてもいいランチでさえも、パスタにえのきだけを混ぜるなど、上手に食べる工夫をされるようになりました。

「白米」を食物繊維やビタミンたっぷりの「麦ごはん」に換えたり、麺の具材に使う野菜を増量したり大きめに切って噛む回数を増やしたりと、ご自身で無理のない工夫を加える機会も増え、結果的に約1カ月半で6キロ以上の減量に成功！

本当に別人のようにスリムで美しくなられました。

その変身ぶりはスタッフが「あの人はどなたですか？」と見間違うほど。私が「Aさんよ！」というと、「えっ、別人ですね！　スゴくキレイ！」と驚きを隠せない様子でした。

Aさんのように**「正しい方法」でやせると、やつれるどころか、40代以降からもみなさん、どんどん若返り美しくなっていきます**。
周囲も驚き、毎回その姿を見るたびに私もうれしくなります。

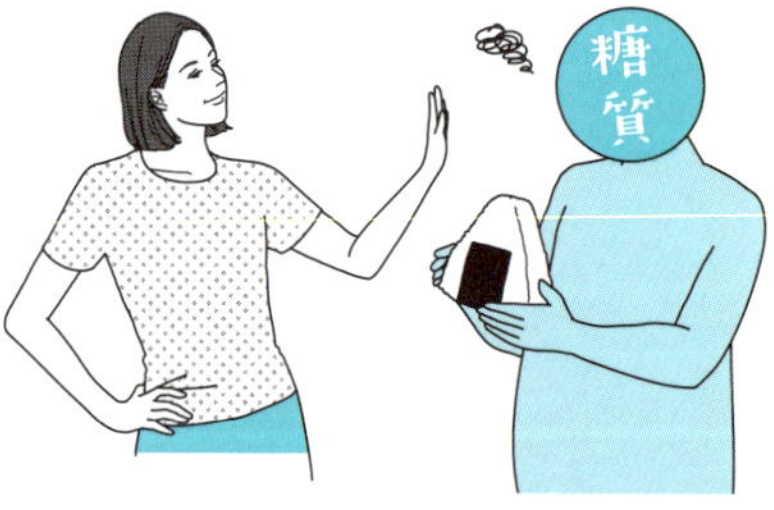

【コツ10】

▼食べたいものは「ごほうび」として「ランチ」に食べる。「昼に食べられる」と思えば、夜は我慢できる。

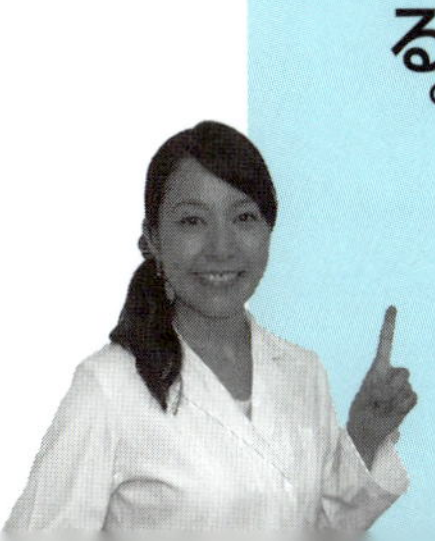

食欲スイッチオフの方法 3

「ベジファースト」で一口目を意識する

ダイエットのコツは「血糖値を急上昇させないこと」だと述べましたが、**血糖値の上がり方を左右するのは、じつは「一口目の食べ物」**なのです。

とくに、**お腹がすいているときの一口目ほど重要**です。

空腹時にいきなりパンやお菓子などの糖質を食べてしまうと、血糖値はバン！ と いっきに上昇してしまいます。その後、急激に血糖値が下がり、強い眠気やだるさを感じたり、イライラしたり、精神的にも不安定になりやすくなります。

そこで、**最初の一口目におすすめなのが、食物繊維の多い食べ物**。たとえば、野菜や海藻、きのこ類です。

食物繊維の多い食べ物は血糖値の上昇をゆるやかに調整してくれます。

食物繊維を摂るときに大切なのは、同時に水分もしっかり摂ること。

水分をしっかり摂ることで、胃の中で膨らみ、さらに満腹感を感じやすくなります。水分をしっかり摂らないと便秘の一因にもなります。

また、温かい水分を摂ることで満腹感を得やすいし、代謝もよくなります。これは、体が冷えやすい人にもおすすめです。

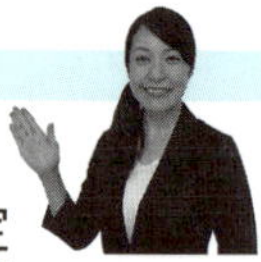

無理なくできる! ▼ **ワンポイント・アドバイス**

定食の場合、汁物がついてくる場合は、まず具をたっぷりと食べて、汁を少し飲みます。

くれぐれも最初にごはんから食べはじめないようにします。

次におひたしなどの小鉢をいただき、小鉢の次にメインのおかず（肉や魚などのたんぱく質）へと食べ進みます。

その際、コース料理のように一品一品すべて食べ切らなくても大丈夫。**最初の野菜で胃の中にワンクッションを置くことに意味がある**からです。

その後は好きに食べていいのですが、最後に残りの汁をいただきます。

最初に汁物の具をいただくと、血糖値の上昇が抑えられ、最初の食欲を抑えてくれ、さらに最後にまた汁をいただくことで、過食を防ぐことにつながります。温かい汁物は食事の満足感を与えるほか、かつおだしに含まれる「ヒスチジン」には抗肥満作用や食欲抑制作用があることが研究されています。

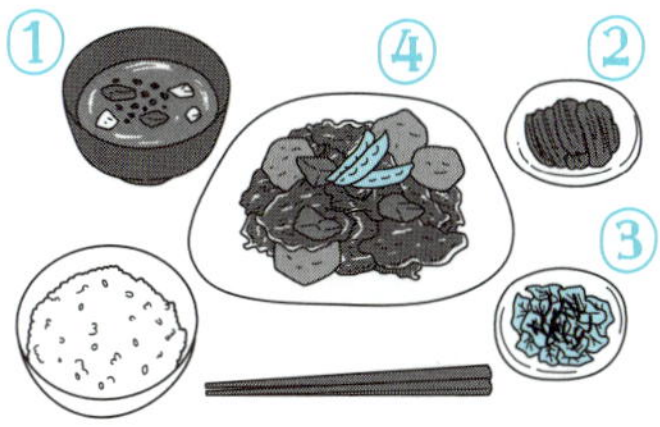

食事によっては、「ベジファースト」のルールを守れないこともあると思います。ほかに選択の余地がないような、たとえばハンバーガー屋さんでハンバーガーとフライドポテトのセットを食べるといったケースです。

フライドポテトのじゃがいもは野菜ですが、糖質が多い食品なので血糖値は上がります。だからといって、バーガーに挟まれているレタスやトマトを引っ張り出して先に食べるのも、あまりマナーがよくないですよね。

　こんなときは、**単品でサラダを追加**したり、あるいは**ハンバーガーを食べる前に豆乳やトマトベースの野菜ジュースを飲んでおく**のがおすすめです。

　あるいはヨーグルトや牛乳でもOK。メニューにあればミネストローネやクラムチャウダーなどのスープでも大丈夫です。

　野菜がメニューにないときは、魚、肉、卵、大豆製品などの「たんぱく質食品」から食べることを心がけてください。

　お寿司屋さんに行った場合は、お寿司を頼む前に、最初はおつまみやガリを多めにいただいたり、汁物を頼んで具を食べてから、お寿司をいただくといいと思います。

　焼肉の場合は、最初にナムルやキムチなどの野菜類を食べてから、お肉をいただきます。最後はわかめスープなどの温かいスープで締めましょう。


【コツ11】▼一口目を「汁物や野菜」にすることで、満足感はぐんと高まる。おまけに、血糖値の上昇が抑えられ、過食は勝手に防げる。

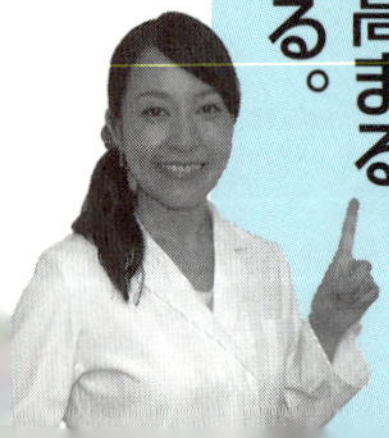

食欲スイッチオフの方法 4

お腹がすいたら水を飲んで「ニセモノの食欲」か「本物の食欲」かを見極める

1日3度の食事時間以外に「お腹がすいたなあ」と感じたとき、みなさんはどうしていますか？

「手近にあるお菓子を口にする」

「コンビニに走っておにぎりやパンを買う」

「冷蔵庫を開けて残り物を探す」

でもちょっと待ってください！　その「お腹がすいた」は「本物の食欲」でしょうか？

「どういう意味？」と思われたかもしれませんが、じつは**「お腹がすいた」には「ニセモノ」と「本物」があります**。

とくにダイエット中は、この「ニセモノ」のお腹がすいた状態、つまり「脳（頭）が食べたいと感じている」状態にだまされやすいのです。

詳しく説明しましょう。

「本物のお腹がすいた状態」というのは、「体」がエネルギーや栄養が足りないので入れてほしいと訴えてきているもの。

体が欲していないのに間食をするとカロリーオーバーですから、ここはきちんと「ニセモノ」と「本物」の見極めが必要です。

見極める方法としては、**お腹がすいたらまず、お水をコップ1杯飲んでみてください。そこで空腹が収まったら、それは「ニセモノの空腹」**です。

「本物のお腹がすいた状態」は、お水を飲むぐらいでは収まりません。食欲をコントロールするうえで、この「見極め」はとても重要です。

とくに、これまで食べすぎていた糖質や脂質を多く含む食品を減らしはじめたときなどは、「ニセモノの空腹」を感じやすいものです。

体が欲しているわけでもないのに、「ニセモノの食欲」にそそのかされて間食をしてしまったら元も子もありません。

お腹がすいたらまずはお水を飲んで「『ニセモノの食欲』か『本物の食欲』かを見極める」クセをつけましょう。

食欲スイッチオフの方法 5

食欲が暴走しはじめたら、「温かい飲み物」で小休止する

待ちに待った食事の時間。お腹がすいているからと、猛スピードで食べはじめてしまい、気がつけば食べすぎ……。

こんな失敗、ありませんか？

お腹がいっぱいになっていることに気づかず、どんどん食べてしまうのです。

食事を始めると脳の食欲中枢が働きはじめ、ここから「満腹になった」というサインが出ます。でも、**この食欲中枢が働くのは、食事を始めて20分ぐらい経ってから**。

ですから、昔からいわれているように、**よく噛んでゆっくり食べるのが、ダイエットにも大切**なことです。

ただし、頭ではわかっていても、それが早食いさんには難しいですよね。それに、「いったん食べはじめたら止まらない」という人も大勢います。

しかし、それはいま述べた**「ニセモノの食欲」**なのです。

では、「ニセモノの食欲」によって食欲が暴走しそうになったら、どうすればいい

のか。そういう人たちにおすすめの、とっておきの方法を伝授しましょう。

まず「もうちょっと食べたいな」というところで、いったんお箸を置きます。

そして、**温かいお茶を飲んでひと休みする**のです。

お茶に限らず、温かい飲み物なら何でもＯＫ。味噌汁でもいいし、コンソメスープなどでもいいでしょう。

こうやって**「インターバル」を置くと自然と食欲が収まり、しばらくすると「あれ？もうお腹がいっぱいだな」と思えてくる**のです。それによって**「ニセモノの食欲」かどうかを見極める**ことができます。

それでもやっぱりお腹がすいているというなら、それは「本物の食欲」なのでふたたび食べはじめてＯＫです。でも、そのときはある程度、胃が落ち着いているので、食べすぎにならずに済みます。

この方法がなんといっても優れているのは、**「ここで食事が終わりではない。いざとなればまだ食べてもいいんだ」**と思えることで、ストレスもまったく溜まらず、自然に量をコントロールできることです。

本当は健康のためにもダイエットのためにも「腹八分目」がベストの状態。「もうちょっと食べたい」というぐらいで食事を切り上げることができたらいいですよね。

そんなときも、この**「温かい飲み物」のインターバルは有効**です。**食事を「温かい飲み物」で締めることで満足感を得やすく、満腹感を感じる前に食べすぎてしまうのを防いでくれます**。

さらに、緑茶に含まれる成分や紅茶に含まれる成分には「抗肥満作用」や「血糖値上昇抑制効果」があることが研究されています。また、口内に残る甘み・塩味の刺激も洗い流されるので、食欲の刺激を抑えることができます。

「ニセモノの食欲」で食べてしまってから後悔しないためにも、いったん箸を置いて、温かい飲み物を楽しむ「リラックスタイム」と思って過ごしてみてください。

【コツ12】

食欲には「ニセモノ」と「本物」がある。食べすぎを招く「ニセ食欲」は、飲み物で見極めよう。

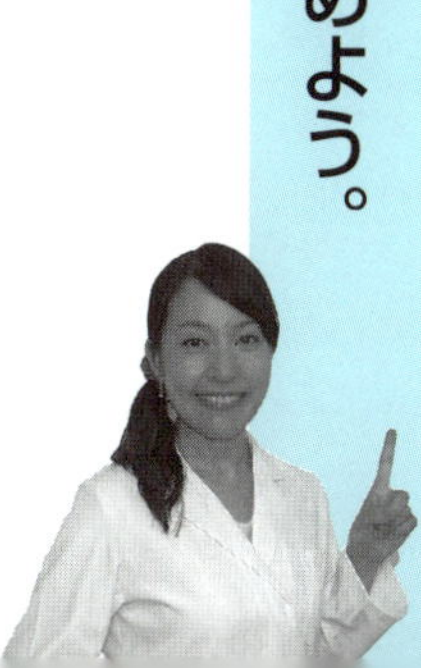

食欲スイッチオフの方法 6

「食物繊維」と「たんぱく質」でお腹をしっかり満腹にする

「食事をしたもののイマイチ満足感がなく、デザートに何か食べてしまう……」

「すぐにお腹がすいて間食をしてしまう……」

ダイエット中は、こんなことが起こりがちです。

これは「しっかり食べていないから」起こること。**しっかり食べて満腹感が得られれば、ダラダラ食いや間食を避けられます**。

もちろん、そこで重要なのは「何を食べるか」ということ。

これまで何回か述べてきましたが、**やせたいときに意識して食べてほしいのは「食物繊維」と「たんぱく質」の2つ**。

「食物繊維」が豊富な食材は、野菜、海藻、きのこ類、乾物や雑穀。

「たんぱく質」が豊富なのは、肉や魚、卵、豆乳、納豆などの大豆製品。

これらをしっかり食べることで満腹感が得られ、余計なものを口にしなくなります。

とくに「たんぱく質」の多い食品は食べごたえのあるものが多いので、ダイエット中はおすすめ。59ページに掲載した「食物繊維」と「たんぱく質」が豊富な食材リストも参考にしてください。

それぞれの食べる量の目安ですが、1食あたり、肉や魚なら手のひら部分程度、卵なら1~2個、納豆なら1~2パック、豆乳ならコップ1~2杯と考えてください。

ただし、「たんぱく質」を含む肉類でも、脂身の多い肉やベーコンなどは避けたほうがいいですね。

また、1食の食事で満たされない思いがずっと続くと、どこかで爆発してしまいがち。自分なりの満腹パターンを見つけると、ぐっと成功しやすくなります。

【コツ13】

「食物繊維」と「たんぱく質」をしっかり摂れば、満足感が高まり、余計なものを食べたくなくなる。

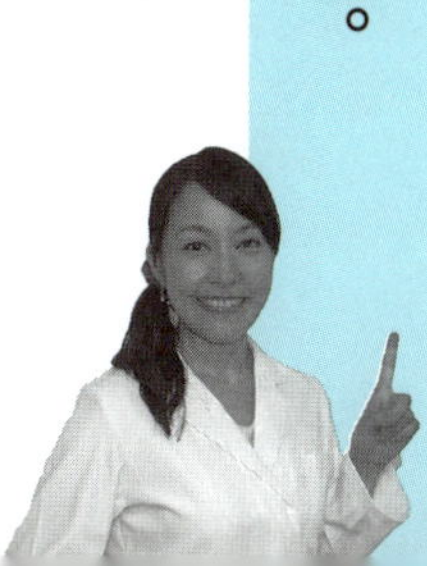

食欲スイッチオフの方法 7

魔法の「豆乳めんつゆスープ」で空腹にストップ

夜や夕方に「お腹がすいた」とき、みなさんはどうしていますか?

「朝まで我慢して、翌朝ドカ食いする」

「ついついスイーツやスナック菓子などカロリーの高いものを食べてしまう」

やせたい人にとっては、どちらも絶対に避けたいパターンですよね。

「岸村式ダイエット」では、お腹がすいたら上手に間食することをおすすめしていますが、ここでも「何を食べるか」がとても重要です。

この**「お腹がすいた」ときに食べる「レスキューフード」が、ダイエットの成否の分かれ目**といっても過言ではありません。

私がおすすめする、とっておきの「レスキューフード」が、魔法の「豆乳めんつゆスープ」。

つくり方は豆乳に市販のめんつゆ（濃縮タイプ）をお好みの割合で混ぜるだけ。濃縮タイプのめんつゆを水で薄めるのと同じ割合を目安に、お好みの濃さに調整します。

豆乳そのものにコクがあるので、お水で薄めるときよりも、めんつゆの量は少なめでも大丈夫。味はお好みでかまいません。私もいつも目分量で適当に混ぜています。常温でも、温めて飲んでも、どちらでもOKです。

この**魔法の「豆乳めんつゆスープ」のスゴさは、コップ1杯飲めばピタリと空腹が収まる**こと。さらにうれしいのが、**ダイエット効果抜群の成分もたくさん含まれている**ことです。

まず、豆乳には「たんぱく質」が含まれています。「大豆たんぱく」にはダイエット効果や血中脂質の改善効果があり、血糖値の上昇を抑えてくれる効果もあります。

一方のめんつゆに含まれているかつおだしの「ヒスチジン」という成分は、前述のように食欲を抑えたり、抗肥満作用があることが研究されているので、ダイエット中には積極的に取り入れたい栄養素です。かつお節に多く含まれているので、かつおだしを使っためんつゆを選びましょう。

成分的に見て、豆乳とめんつゆを掛け合わせたスープは、最強のダイエットフードです。しかも、コンビニでもスーパーでもどこでも手に入るし、簡単なのでオフィスでもつくれます。

★

「お腹がすいた」ときの「レスキューフード」がダイエットの成否を決める！

私も、何度このスープに救われたかわかりません。お腹がすいたとき、とりあえずこれを飲んでみると、「あれ、もうこれでいいかな?」と思えるのです。

一見、地味ですが、その威力はスゴいものがあります。

本当に「これさえあればダイエットを乗り切ることができる!」という自信が持てる魔法のスープです。

豆乳とめんつゆの両方をそろえるのが難しい場合は、無理せずどちらか一方でも大丈夫。「めんつゆ」だけの場合はそのまま飲むとしょっぱいので、お湯で割って飲むといいと思います。

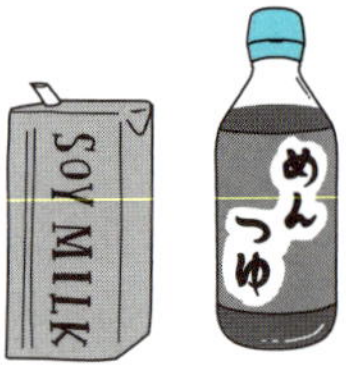

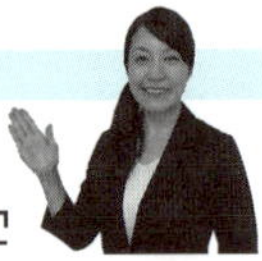

無理なくできる! ▼ワンポイント・アドバイス

「忙しくて、どうしても食事が摂れない、食事を抜いてしまう」ことがいかにダイエットの大敵かは、おわかりいただけたと思います。

ここでは、ちゃんと食事をする時間がない人向けにオフィスでもつくれるインスタントスープをお教えします。
●めんつゆ＋お湯（＋乾燥わかめなど）＝手軽な和風スープ
●トマトジュース＋コンソメスープの素＋お湯（＋カット野菜）→電子レンジ＝ミネストローネ風スープ
●味噌＋和風だし＋お湯（＋乾燥わかめなど）＝即席味噌汁

スープをお腹に入れておけば、次の食事でドカ食いするのを防ぐ効果も期待できますし、乾燥わかめなどの具材を入れることで食物繊維もプラスでき、空腹を感じにくくすることもできます。

（また、これに卵をプラスすればたんぱく質も補給できるので栄養満点になります）

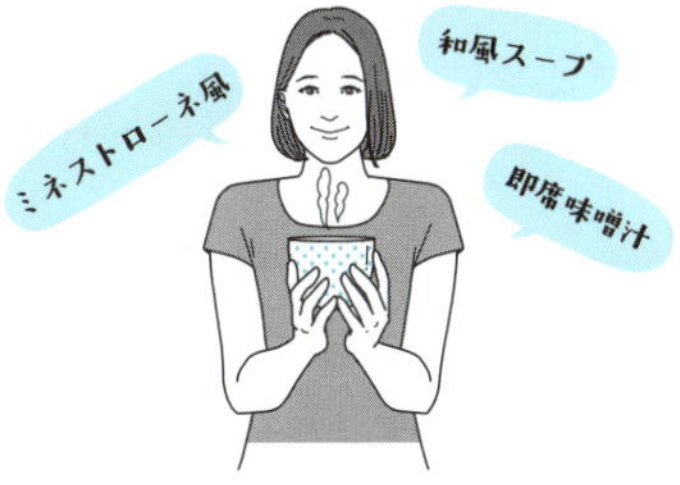

【コツ14】▼お腹がすいたときの魔法の「豆乳めんつゆスープ」は、ダイエットを成功させる「究極のレスキューフード」。

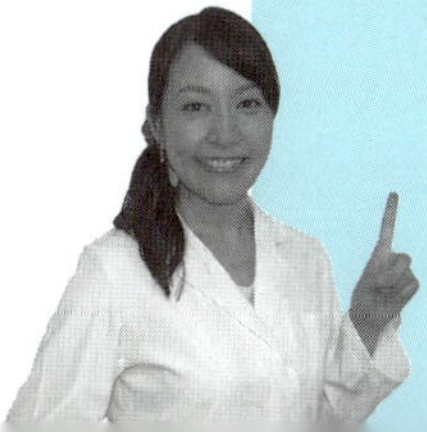

食欲スイッチオフの方法 8

丼物などの一品料理はやめて、品数の多い定食を選ぶ

食欲は「料理の見た目」にもずいぶん左右されます。

大きな丼にカツがドンと載っているのと、一汁三菜の定食。どちらが食べすぎてしまいがちかというと……やっぱりカツ丼ですよね。

カツ丼に限らず、ほかの丼物やオムライス、カレー、パスタ、ピザなどのいわゆる「一品料理」は、それだけを食べつづけることになるので、ついつい早食いになったり、食べすぎてしまいがち。また、これらは主食と副食がひとつになっているため、「野菜から先に」という食べ方がしづらいものです。

外食では、できるだけ定食を選ぶのがおすすめ。**品数を増やすことで、主食の量も自然と減らすことができます**。

小鉢が選べるお店なら、マカロニサラダやポテトサラダなど糖質の割合が高いものを避けて、ひじきの煮物や切り干し大根など、「食物繊維」が多くて噛む回数が増えそうなものを選ぶと、さらにベターです。

ただし場合によっては、どうしても単品ものになってしまうときもあると思います。

そんなときの対策は、とにかく「具だくさん」にすること。

麺類や丼物ならトッピングを増やすか、具だくさんのものを選びます。

「具材でお腹いっぱいにする」のがポイントです。麺やごはんを少なめにしてもらうと、定食と同じ効果を得られます。

「食べない」選択をするのではなく、できるだけ品数を増やして食べるのがコツなのです。

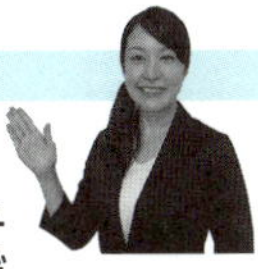

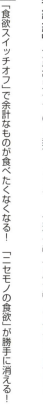

無理なくできる！
▼ワンポイント・アドバイス

そばやうどんを食べるときは、油揚げ＋卵＋わかめやなめこなどをトッピングするのがおすすめです。

たんぱく質食品、野菜、海藻などをプラスするわけです。

「食物繊維」が豊富なきのこ類、メンマ、「糖質」「脂質」の代謝を助ける

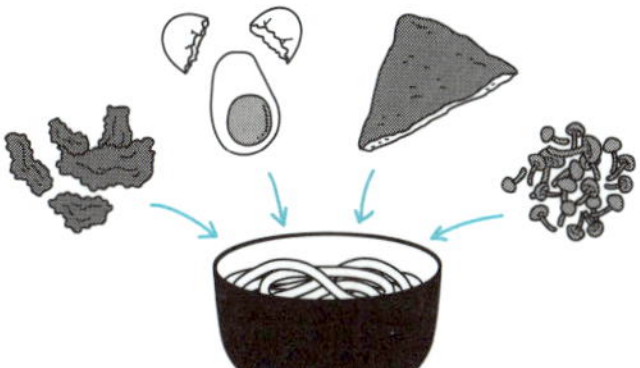

ビタミンB群を多く含むほうれんそうもおすすめです。
最初の一口はまず具材から。それもできるだけ野菜から食べましょう。
胃腸の底に「野菜のバリア」を張るイメージです。

食欲スイッチオフの方法 9

午後4時に間食をする

これは私自身もそうでしたし、**多くの相談者を見ていて思うのですが、がんばり屋さんほどダイエットに失敗しやすい**ものです。

それは、朝・昼の食事量をがんばって極端に減らしてしまい、その反動で夕飯や夜食に歯止めがきかなくなって「ドカ食い」をしたり、食べすぎてしまうから。

そんな人には一度、**自分の食事量のグラフをつけてみる**ことをおすすめしています。

次ページの図のように「昼のカーブ」が小さくて「夜のカーブ」が大きい人は要注意。

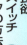

昼にがんばりすぎれば、その反動が夜にあらわれるのは当然のこと。あなたの意志が弱いわけでも、あなたが悪いわけでもありません。

では、どうすればこの「ドカ食い」をやめられるでしょうか。

ヒントは「事前準備」。

要は、お腹を極限まで減らさなければいいのです。**お腹がすきすぎた状態で夕食にのぞむから、「食欲スイッチ」がオンになってしまう**のです。

そこでおすすめしたいのが「午後4時のおやつ」です。

「午後4時のおやつ」をうまく活用することで、「夜のドカ食い」がぐっと減ります。

必ずしも午後4時でなくても、3時から6時ごろまでの間であればOK。夕食までの間にお腹に何かを入れておくと、「夜のドカ食い」を減らすことができるのです。

1日の食事量を、一度グラフにしてみよう

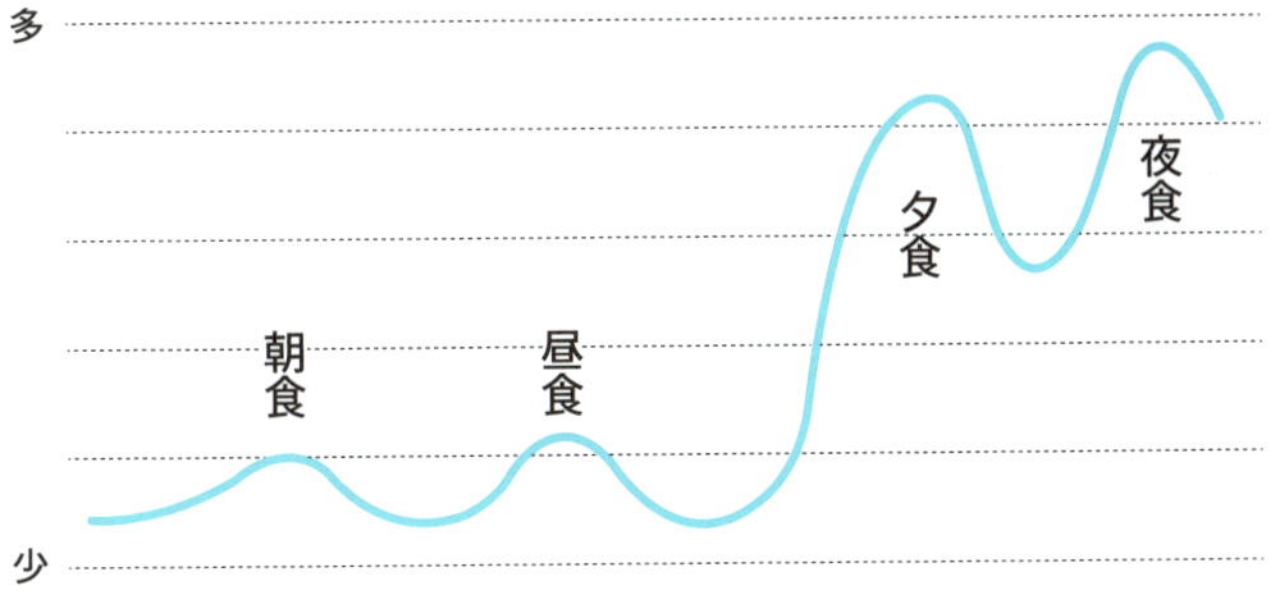

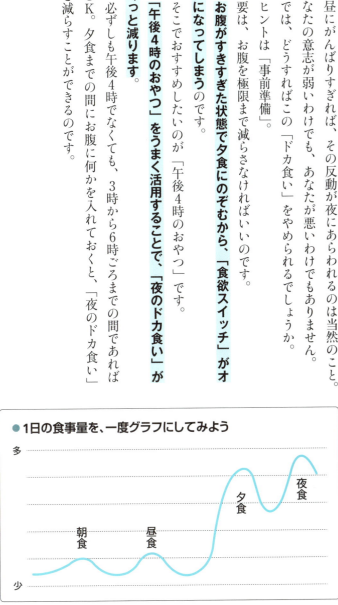

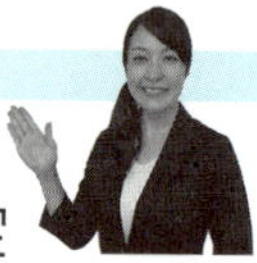

無理なくできる！ ▼ワンポイント・アドバイス

「午後4時のおやつ」には甘栗、ナッツ、スルメ、魚肉ソーセージ、ミニトマト、ヨーグルトなど、血糖値を上げすぎない「食物繊維」や「たんぱく質」が多く含まれたものがおすすめです。

「食物繊維」や「たんぱく質」は腹持ちもよく、空腹感を感じにくくしてくれるほか、体に必要な栄養も摂れるので体にも負担がありません。

食前にワンクッション挟むことで、夜は軽めに済ませることができるのです。

ここで**注意したいのが、「午後4時のおやつ」の時間に糖質を単体で摂らない**こと。

単体で糖質を摂ってしまうと、血糖値が急激に上昇してしまい、その後、急激に血糖値が下降し、逆に夜にお腹がすきやすくなってしまいます。

「どうしても甘いものを摂りたい……」という場合は、せめて**豆乳ラテをプラスし**

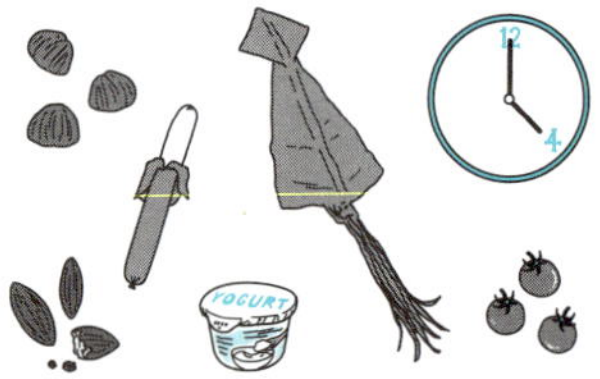

たり、**事前に豆乳を飲んだりして、糖質を単体で摂らない工夫**をしましょう。

【コツ15】
外食はなるべく「品数を増やして」主食を減らそう。「午後4時のおやつ」を活用すれば「夜のドカ食い」は減らせる。

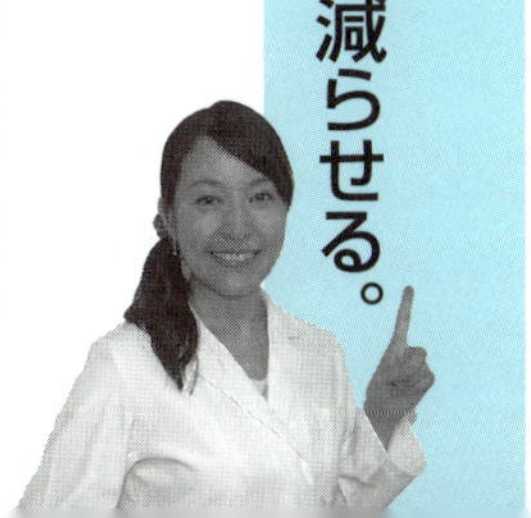

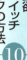

食欲スイッチオフの方法 10
1日の食事の回数を増やす

ダイエットというと、**食事の回数そのものを減らそうとする人が多いのですが、じつは、同じ量であれば回数を分けるほど、やせる効果は高まります**。

食事の回数を減らすと太りやすい理由は3つあります。

❶抜いた次の食事で血糖値が上昇しやすく、その結果、脂肪を溜め込みやすい状態になってしまう
❷食事を抜いた空腹感から、どうしても食べすぎてしまう
❸食事の消化・吸収によるエネルギー産生（エネルギー消費）を損ねたり、ダイエット中に必要な栄養まで摂れずに、やつれてしまいやすい

お相撲さんの食事は1日2食といいます。**動物試験でも、1日2回の食事では太りやすく、とくに夜に比重が大きいと太りやすいこともわかっています**。

さらに、食事によって消費されるエネルギーは1日の消費エネルギーの10パーセントを占めていることはお伝えしたとおりです。

エネルギー消費の観点からも、**欠食はしないほうがいい**のです。

食事回数は減らさず、1食の量とバランスに気をつけるようにしてください。

ただ、いくら欠食しないほうがいいといっても、糖質中心の食事をするのはNGです。糖質中心にならないための対策として、手軽にコンビニなどでも手に入るゆで卵や温泉卵、豆乳、ヨーグルト、納豆、豆腐などの「たんぱく質食品」をストックしておきましょう。

ストックするといえば、買い物の仕方も重要です。

ダイエットは、じつは買い物の時点から始まっているといえます。

「買い物かごの中身」は、すなわち「あなたの体をつくっている材料」です。

買い物かごの中身で、あなたの体や皮膚、臓器、骨など、体の細胞がつくられていると思うと、買い物の仕方も変わりますよね。

1回の食事が大きなダメージになることはありませんが、それが2日、3日、1カ月、1年、5年、10年と続くことで、**野菜を食べた体と、糖質や脂質をたっぷり食べた体とでは、1年後、5年後、10年後のあなたの体が変わる**のです。

とくに朝食など、食事回数を減らすと脳の働きも衰え、学業成績が下がるという研究もあります。

「楽しみの食事」と「体をつくる食事」。

これからは、その2つの視点で食事を楽しみましょう。

それが忙しい毎日を送る「大人のやせ方」だと思います。

第4章

基本編②

「食べすぎ」をなかったことにできる！「リセットごはん」のすすめ

✓「食べすぎ」でもリセットすれば大丈夫！

「ダイエットしていたのに、飲み会の翌日、いっきに体重が2キロも増えた……」

「我慢していたスイーツを『少しだけ』と思って食べたら止まらなくなった……」

1キロやせるのは結構大変なことなのに、太るのはあっという間ですよね。

「もうダイエットなんか、やめちゃおう！」とやけになって暴飲暴食、そしてリバウンド……。

本当によくわかります。かつての私もそうでした。

でも、そこで**あきらめる必要はない**んです。

そんなときに活用できるのが**「リセットごはん」**なのです！

前述のとおり、私は食べることが大好きですし、そうでなくても、これまでの無理なダイエットとリバウンドの繰り返しで、普通の人より太りやすい体質になってしまっています。

しかし、そんな私でも、40代になっても体重はキープできています。

それは、この「リセットごはん」を活用しているから。

食いしん坊の私が**おいしいものを食べながらやせられるのは、この「リセットごはん」があるおかげ**なのです。

食べすぎたって大丈夫。**何の苦痛もなく、食べたいものを食べながらダイエットができる、それが「リセットごはん」のいいところ**です。

本当にひとりでも多くの人に「リセットごはん」を広めたいと思っています。

「リセットする」ための3つのステップ

「リセット」つまり**「食べたことをなかったことにする」**。

「本当にそんな都合のよい話があるのか？」と疑問に思う人もいるでしょうが、それがあるのです！

その**秘密は「食材選び」と「食べ方」**にあります。

「リセットごはん」のステップは次の3つです。

★

「リセットごはん」を使えば、
食べすぎても大丈夫！

▼ステップ1 「ダメージ」を減らす

減量中なのにカロリーの高いものや脂肪・糖分の多い食事をしてしまったとき。これらは肥満のもとで、いわば「ダイエットダメージ」につながるものです。

まずは、**高カロリーで脂質や糖質の多い食品を摂る場合は、そのときのダメージを最小限に抑える工夫**をしましょう。

ちょっとした食べ合わせや食べ方で、同じものを食べても、吸収がまったく違ってくるのです。

▼ステップ2 「なかったこと」にする

「なかったこと」にするためには、「食べ合わせ」と「食べ方」が重要です。

すでに述べたように、多くの人は、食べすぎたあとは極端に「食べない」ということを選択することが多いのではないでしょうか。

それだと一時的には効果が出るかもしれませんが、なかなか続きません。

じつは、**「リセットする」ためにも、きちんと食べることが重要**なのです。

すでに食べてしまったものをそのあと食べないことで帳消しにするのでは、本当の意味での「リセットごはん」にはなりません。

「食べないリセット」は卒業しましょう。
今日からは**「食べるリセット」の方法**を身につけてください。

▼ステップ3「置き換え」をする

「食べない」のではなく、ちょっと減らす。**コツは、ちょっと減らす分を「カロリーが低いものに置き換える」ことを考えてみる**ことです。

あくまでもボリュームは落とさずに、カロリーが低く、栄養も補いながらカロリーカットができる食材を満足いくまで食べる、というイメージです。

「我慢」ではなく「置き換える」ことによって、カロリーコントロールは容易になります。

たとえば、ごはんをちょっと減らした分、豆腐や千切りキャベツを食べてみるなど、食べたいものを極端に我慢しすぎず、置き換えて満足させると、意外と続きやすいのです。

「やめられない食べ物」も、少しずつ置き換えながら量を減らしていけば徐々にやめることができます。

ではいよいよ、そんな「リセットごはん」の9つの方法を紹介します。

★
3つのステップで「リセットごはん」を味方につけよう！

第3章の「食欲スイッチオフ」同様に、この「リセットごはん」の9項目も、「岸村式ダイエット」に挑戦する方、全員に取り組んでいただきたいものです。

とくにダイエット期間中は、次の2点にトライしてください。

❶「ダメージ」の日の割合を減らす
❷「リセットごはん」の日の割合を増やす

【コツ16】▼「リセットごはん」を使えば、もし食べすぎても「なかったこと」にできる!

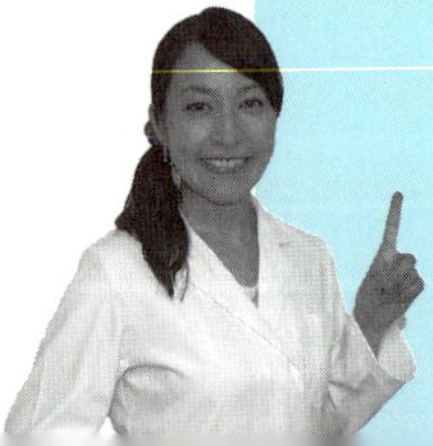

リセットごはん 1

しっかり食べて「やせ体質」をつくる

しっかり食べてやせるためには「食物繊維」がひとつのキーワード。

食物繊維は「リセットごはん」には欠かせない存在で、食欲スイッチオフのほか、リセットに必要な作用をたくさん持っています。

❶血糖値の上昇を抑えて、脂肪の蓄積を防いでくれる
❷余分な脂肪やコレステロールを吸着して外に出してくれる
❸腸内環境を整え、お通じをよくしたり、やせやすい体質にしてくれる

また**満腹感を感じさせる働きもある**ので、私のように食いしん坊の人にもおすすめ。

さらに、食物繊維を日ごろからしっかり摂ることで、次の食事のダメージが減るという**「セカンドミール効果」**も報告されています。

「セカンド＝次の」「ミール＝食事」という意味で、「次の食事の血糖値の上昇も抑えてくれる」という、うれしい効果のことです。

朝に食物繊維が豊富なものを食べると、次の食事も血糖値の上昇が防げて肥満防止につながることが研究でわかってきています。

食物繊維は1日に男性20グラム以上、女性18グラム以上（それぞれ18〜69歳の場合。「日本人の食事摂取基準2015年版」）が必要といわれていますが、実際の日本人の摂取量はこれを下回っています。全年齢で不足していますが、とくに若い20〜40代の不足が深刻です（厚生労働省・平成28年「国民健康・栄養調査」）。

まずは**食物繊維たっぷりの食事を摂ることが、「リセットごはん」の基本**です。

リセットごはん 2

1日3食「手のひらいっぱいの野菜」を食べる

「リセットごはん」の主役は、なんといっても「野菜」。

前項で説明した食物繊維をたっぷり含んでいますし、ビタミン、ミネラルが豊富で、代謝を高めてくれます。また、野菜をたっぷり摂ると満腹感が得られやすく、血糖値の上昇を防いで無駄な食欲を鎮め、太りやすくなるのも防いでくれます。

量の目安は、朝昼晩に「手のひらいっぱい」ずつ。

生野菜なら両手のひらいっぱい、温野菜なら片手いっぱいを目安にしてください。

できれば生野菜と温野菜、両方摂るのが理想ですが、**摂る「量」を変えるだけで、ぐっとやせやすくなる**のです。

これだけの量の野菜を毎食食べるのは大変なので、「リセットごはん」の日だけは、がんばってみることをおすすめします。

野菜を「浴びるように食べる」ということで、私はこれを**「野菜のシャワーを浴びる日」**と呼んでいます。野菜のシャワーで体内の余分なものを洗い流すイメージです。

もちろん「野菜しか食べてはいけない」というわけではありません。

しかし、これだけの量の野菜を食べると、それだけで自然とお腹がいっぱいになり、結果として、食事量が少なくても満足できるようになります。

あとはごはんの量を半分程度にしながら、肉、魚、卵などの「たんぱく質食品」も摂りすぎない程度に取り入れます。

次ページに野菜でリセットする食べ方のアイデアを紹介しておきます。

●パターン別！「リセットごはん」の一例

■パターン1（「3食とも家でつくる」場合）

朝	野菜たっぷり＋納豆・卵など＋フルーツ＆ヨーグルト
昼	具だくさんの麺やチャーハン（麺の量やごはんの量を半分程度にし、野菜の量をたっぷりにします）。きゅうりやにんじん、大根、ズッキーニなどの野菜をピーラーや専用カッターで細長く麺のように切り、パスタのようにして食べる「ベジヌードル」（215ページ参照）もおすすめ
夜	野菜たっぷり2皿（おひたしや炒め物などの加熱野菜＋生野菜）＋魚や脂身の少ない肉（焼いたもの）

ポイント！ 野菜の品数や量を増やすなど、とにかく野菜をたっぷりと。そうすることで、自然と糖質が少なくても満足しやすくなる。調理法は、迷ったら生ものか焼き物を！

■パターン2（「昼は外食」「朝夜は家」の場合）

朝	パターン1と同様
昼	野菜たっぷりレタスサンド＋豆乳、具だくさんのパニーニ＋豆乳ラテ、マクロビオティック食、具だくさんのそばなど
夜	パターン1と同様

ポイント！ 野菜とたんぱく質が摂れて、糖質が控えめのランチにする。どうしても夕方にお腹がすいたら、糖質中心ではない間食を（豆乳などでもOK）

■パターン3（「朝だけ家」「昼夜は外食」の場合）

朝	パターン1と同様
昼	パターン2と同様
夜	居酒屋などで、野菜とたんぱく質が摂れる一品料理を頼む

ポイント！ 野菜2皿以上とたんぱく質はしっかり摂る。夜の締めにごはんやラーメンだけは我慢。1時間でも早い夕食にすることで、ダイエット効果も大！　野菜は2皿分くらいたっぷりあれば1皿でもOK！

「休日など3食自宅で食べる日」「昼のみ外食の日」「昼夜が外食の日」と3パターン挙げておくので、参考にしてみてください。

リセットごはん 3 食べすぎた翌日こそ、しっかり食べる

一見おかしなアドバイスに思えるかもしれませんが、じつは**食べすぎた翌日こそ「しっかり」食べてほしい**のです。なぜなら、ここで食べないと体は飢餓状態になり、次の食事の吸収が必要以上によくなってしまうからです。

では、何をしっかり食べればいいのでしょうか？

その答えは**「食物繊維のたっぷり含まれた野菜」**です。**食物繊維の力で「脂肪候補」となる余分なものを、しっかり排出してしまえばいい**のです。

「野菜を食べましょう」というと、「私はきちんと食べています」とおっしゃる人がいます。もちろん本当にきちんと摂れている方もいますが、それはかなり少数です。

「きちんと摂れている」という方も、**いま一度、量や質を見直してみてください**。

胃腸が疲れているときは、野菜ジュースや野菜スープでもOK。

量の目安は「糖質やたんぱく質食品の2〜3倍」というイメージです。


【コツ17】

▼食物繊維をたっぷり摂るのが「リセット」の基本。朝昼晩「手のひらいっぱいの野菜」を食べるのがベスト。

リセットごはん 4
リセットは「その場」か「翌日・翌々日」がベストタイミング

「リセットごはん」を食べるタイミングは3回あります。
まずは**「その場でリセット」**。これは次項で紹介する**「食べ合わせワザ」**によって、

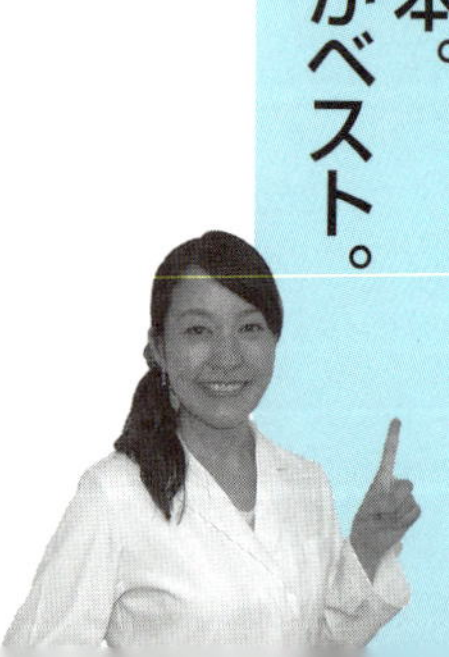

その場でリセットするというものです。

もうひとつのリセットのタイミングは**「翌日もしくは翌々日にリセット」**。「食べすぎた！」と思ったら、その翌日は「野菜シャワー」で速攻リセット。翌日が無理なら翌々日に。**食べたものが脂肪になる前に、できるだけ早く手を打つのがポイント**です。

こうしてリセットの習慣を身につけると、食べすぎてしまったときは頭で考えなくても、「今日はリセットごはんが食べたい」と、体が自然と反応するようになります。

また「今夜は飲み会」「夜は会食で中華料理を食べる」という日は、**ランチを「リセットごはん」にする前倒しの「プレ・リセットごはん」**にするのもおすすめです。

【コツ18】

▼「リセットごはん」のベストタイミングは3回ある。「当日」「翌日」「翌々日」に「野菜シャワー」で速攻リセット。

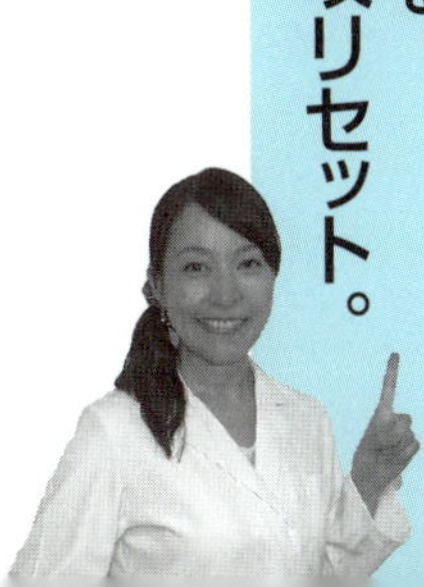

リセットごはん 5

「糖質リセットフード」で、糖質を「その場リセット」

パンやケーキなどの糖質を摂りすぎてしまったときは「**糖質リセットフード**」を活用しましょう。

糖質は摂りすぎると脂肪につくり替えられ、体が溜め込んでしまうという性質があるので、早めのリセットが大切です。

「糖質リセットフード」を次ページの表にまとめました。

糖質をリセットする食材は、吸収をゆるやかにして代謝を促進してくれる食物繊維や糖質の代謝を助けるビタミンB_1、亜鉛、たんぱく質などを多く含むもの、さらには血糖値上昇を防ぐ効果のあるものが最適です。

食物繊維には「水溶性」と「不溶性」の2種類があります。

「水溶性食物繊維」にはネバネバしたものが多く、たとえばオクラやモロヘイヤ、納豆、海藻などがあります。

これらを先に食べて胃の中に入れておくことで、あとから入ってくる食べ物が、胃

●「糖質リセットフード」を上手に取り入れよう

枝豆 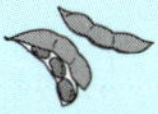	食物繊維の力で血糖値の急な上昇を予防。糖質の代謝を助けるビタミンB_1も豊富
さば缶 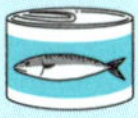	たんぱく質やミネラル・良質な脂質も多く含む。さばに含まれる脂質は脂肪として蓄積されにくい
酢 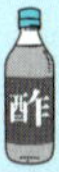	酢の主成分である「酢酸」が糖質の吸収をゆるやかにして体脂肪の蓄積を抑制
豆乳 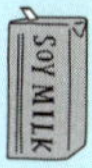	コレステロールや中性脂肪を抑える働きや植物性たんぱく質の働きにより、肥満予防効果大
プレーンヨーグルト 	たんぱく質やカルシウムを含み、糖質の吸収をゆるやかにする効果も
ゆで卵 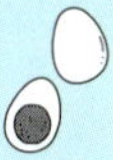	良質なたんぱく質、ビタミン、ミネラルを含む万能食材。ダイエット中に不足しがちな鉄も豊富
スルメ 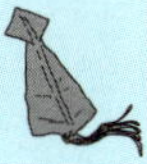	たんぱく質や亜鉛が多く、噛みごたえも満点。糖質の代謝も助ける
オクラ 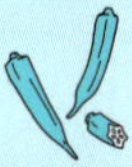	粘性のある糖たんぱく質や水溶性食物繊維が豊富。血糖値の上昇をゆるやかに
ミニトマト 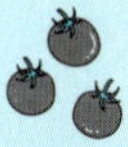	食物繊維が普通サイズのトマトより多く、適度な甘みでおやつ代わりに手軽に摂れる
ピクルス 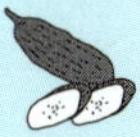	酢＋野菜で、血糖値の急上昇を抑える
おから 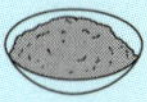	食物繊維たっぷりでお腹の中で膨れるので、満腹感を得やすく食べすぎ防止に
もずく酢めかぶ 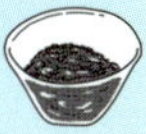	食物繊維や酢の働きで、糖質の吸収をゆるやかにし、ダイエットや健康効果も大

から小腸に進むのを遅らせることができます。

糖質は小腸で消化・吸収されるため、ゆっくりと運ばれることで血糖値の上昇をゆるやかにしてくれるのです。

一方、ごぼうやおから、えのきだけのようなきのこに含まれる「不溶性食物繊維」には、余分なものを早く便として体の外に出そうという働きが強く、体に溜め込まないために必須の成分です。

「水溶性」「不溶性」、2つの食物繊維を活用することで、より効果的に糖質をリセットできます。

リセットごはん 6 「脂質リセットフード」で、脂質を「その場リセット」

脂質の摂りすぎはカロリーオーバーになってしまうだけでなく、中性脂肪やコレステロール値を上げてしまいます。

脂質には数種類ありますが、**とくに現代人が摂取しすぎなのは「飽和脂肪酸」**。バターやラード、脂身の多いばら肉やウインナー、ベーコン、鶏皮など動物性食品に多く含まれています。

一方、**青魚などに含まれる「不飽和脂肪酸」は不足しがち**です。まずはこのバランスをとることを考えましょう。

また、「不飽和脂肪酸」には、体の中でつくり出すことができず、必ず食べ物から摂取しなければならない「必須脂肪酸」というものがあります。

「必須脂肪酸」は主に2種類あり、ひとつが**「リノール酸」に代表される「オメガ6脂肪酸」**、もうひとつが**「α-リノレン酸」や「DHA・EPA」などの「オメガ3脂肪酸」**。前者は大豆油、サラダ油などに多く、後者はえごま油、青魚（魚の油）に多く含まれています。

「必須脂肪酸」の中でも重要なのが「オメガ3脂肪酸」です。

「オメガ6脂肪酸」は摂りすぎるとアレルギー・炎症反応などにつながることもあるので、不足しがちな「オメガ3脂肪酸」を意識して摂ることが大切です。

さらに、最近の研究では、「オメガ3脂肪酸」はほかの脂質に比べて体脂肪になりにくいこともわかってきているので、動物性脂肪に偏らず、脂質のバランスを考えることも大切です。

脂質のリセットには、代謝と排出を助けるものが必要。ビタミンB_2や食物繊維、大豆たんぱく、γ《ガンマ》ーオリザノール（148ページ参照）などを含むものがこれに適します。

次ページに**「脂質リセットフード」**を紹介しています。脂質を摂る場合は意識してこれらのフードを組み合わせるといいでしょう。

【コツ19】▼食べすぎた翌日でも「野菜シャワー」と「糖質・脂質リセットフード」をフル活用すれば大丈夫！

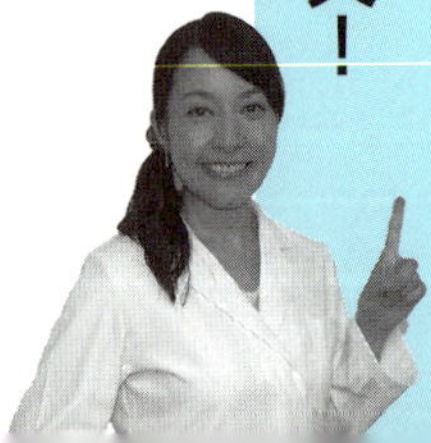

●「脂質リセットフード」を上手に取り入れよう

玄米	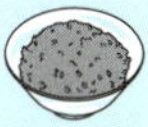	γ-オリザノールが脂質の中毒性（148ページ参照）をストップ。食物繊維やビタミンの働きで排出と代謝を促す
納豆	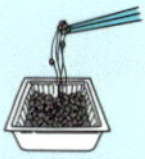	大豆に含まれる大豆たんぱくやサポニンには血中コレステロールを下げる働きがある
米油入り豆乳	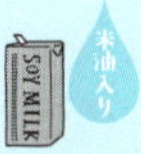	米油のγ-オリザノールにより脂質中毒対策に。大豆サポニンにより血中脂質もリセット
わかめたっぷりそば（温）	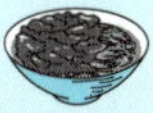	わかめに含まれる食物繊維により血糖の上昇がゆるやかに
きのこたっぷりそば（温）	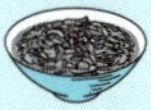	きのこに含まれる食物繊維で胃から腸に行くスピードをゆるやかに
千切りキャベツ	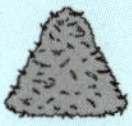	たくさん噛むことで満足感を得やすく、ビタミンUの働きで胃腸の働きを助ける
ほうれんそうのおひたし	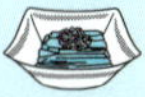	ほうれんそうの食物繊維やビタミンB群が脂質の代謝を促す
クレソン	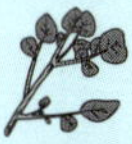	ビタミンB_2が多く脂質の代謝を助ける
きんぴらごぼう	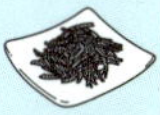	小鉢ひとつ分50グラム程度でも、不足しがちな食物繊維の摂取量が格段にアップ
海藻サラダ	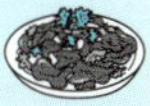	水溶性食物繊維が豊富でコレステロールなどの脂質の排出を助ける

リセットごはん 7

「大豆製品」「ネバネバ食材」は最高の「万能リセットフード」

納豆、豆腐、おから、蒸し大豆、味噌、豆乳などの**大豆製品は、すべてに対応できる最高の「万能リセットフード」**です。

なかでも**豆乳は「万能リセットフード」の中でもお手軽度ナンバー1に認定したい優秀食材**です。コンビニでもどこでも手軽に入手しやすく、血糖値の急上昇を抑えてくれるので、糖質の多い食事や甘いもののリセットにはもってこい。

また血中コレステロールを低下させる大豆たんぱく、サポニンやレシチンなど脂質代謝を促進する成分も含まれているので、脂質の多い食事のリセットにもおすすめです。

「無調整」のものがベストですが、飲みづらいという方は「調製豆乳」でもOK。最近は豆乳もかなりおいしくなっています。「豆乳はちょっと苦手……」という人も、ぜひいろいろ試してみて、好みのものを見つけて常備するといいでしょう。

また、大豆製品と並んで、**オクラ、モロヘイヤ、なめこ、もずく、めかぶなどの「ネバネバ食材」も最高の「万能リセットフード」**です。

ネバネバ食材は、次の**「3つの力」**でダイエットを助けてくれます。

ひとつめは、ネバネバ成分が胃から小腸への流れを緩やかにし、**糖質の吸収を穏やかにしてくれる**働きです。

2つめに、これらのネバネバ食材は食物繊維が豊富なため、**腸内環境の改善**に役立ちます。3つめは、その食物繊維のおかげで**腹持ちもよくなり、食欲をセーブ**できます。

さらに、コレステロールなどの脂質の上昇を抑える働きも期待できるので、**「ネバネバ食材」はメタボ対策にもおすすめ**です。

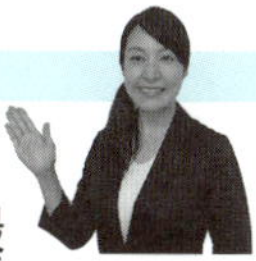

無理なくできる！▼ワンポイント・アドバイス

最近話題の**「おからパウダー」はダイエットにもおすすめの食材**です。

おからパウダーは、食物繊維と植物性たんぱく質のカタマリといってもいいほど「食物繊維」と「たんぱく質」が豊富。

なんと**約50パーセントが「食物繊維」**で、**約25パーセントが「たんぱく質」**

できているうえ、日持ちもして手軽に毎日の食事にプラスできるというメリットも。

水で戻しておからの代わりに使ったり、小麦粉の代わりに（または小麦粉の半量を）おからパウダーにしたり、ヨーグルトにプラスしたりなど、手軽に栄養補給できるサプリメントのような食材です。

これを食前に摂って同時にたっぷり水分も摂ると、本当にお腹の中で膨らむのがわかります。

食べすぎ防止のお助けアイテムにもなります。

リセットごはん 8

「デザートに栄養豊富なりんご」を食べて「その場リセット」

りんごは食物繊維やポリフェノールが含まれる健康素材。さらにうれしいことに、噛みごたえがあるので、満腹感を得やすいのです。

ですから**りんごはリセットフードにもぴったりの食材**です。

かといって、**りんごだけを食べる「りんごダイエット」はおすすめできません。**

じつは、**りんごのいちばん効果的な食べ方は、食後のデザート**にいただくこと。

デザートを食べて、なおかつリセットもできる。こんなうれしいことはありません。

また、お腹がすいたり、「食事だけではどうしても満たされない」「甘いものが食べたい」というときに食べてみてください。

満足感を得やすく、食欲が収まってきます。

リセットごはん 9 「食後の緑茶」で脂肪の排出を助けてリセット

緑茶には「カテキン」という成分が含まれていますが、これが食べた直後の脂質の排出を助けてくれます。

食後に緑茶を飲むのは、ダイエットにも効果的です。

また、緑茶に含まれる「テアニン」には、ストレス軽減効果やリラックス効果があるといわれています。ダイエット中の精神安定やイライラ対策にもおすすめです。

カテキンは抗酸化作用が強いので、アンチエイジングやストレス対策にも効果的。ストレスが溜まると活性酸素が発生しますが、これを打ち消してくれる働きがあるのです。

お茶を淹《い》れるのがちょっと難しいという場合は、ペットボトルの緑茶でもＯＫ。また最近ではお湯で溶くだけで飲める粉末の緑茶などもあるので、常備しておくのもおすすめです。

【コツ20】▼ 大豆製品、りんご、緑茶、ネバネバ食材などの「万能リセットフード」はダイエットの強力な味方になる！

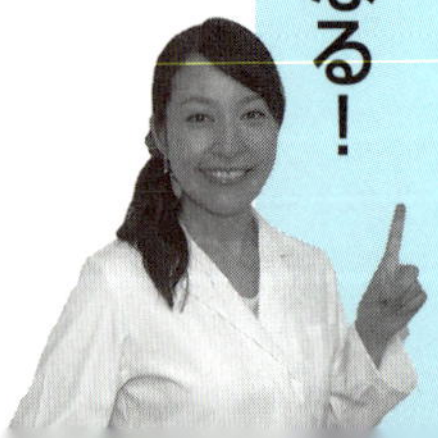

第5章

タイプ別編

ダイエットをグ〜ンと加速させる最強メソッドをタイプ別に解説！

パターン別の食べ方で、ダイエットを加速させる!

前章までで「岸村式ダイエット」の基本2大柱である「食欲スイッチオフ」「リセットごはん」について説明してきました。

この章では応用編として、一人ひとりの「食べグセ」や「食習慣」に合わせた、**タイプ別の「食欲スイッチオフ」と「リセットごはん」の方法**を紹介します。

「太っている」といっても、人によって原因はさまざまです。

たとえば、食べる量は多くないのにスイーツがやめられずに太っている女性と、お酒が好きでおつまみは揚げ物が多い男性では、パターンがまるで違いますよね。

こうした「太る原因」を分析すると、**次の10タイプに大別できる**と思います。

◎タイプ1　お米が好きな人、糖質制限したくない人

とにかくお米が好きで、お米をしっかり食べないと食事をした気がしないという人。あるいは、パンやパスタが好きで食べるのが楽しみという人も多いですよね。

糖質過多は肥満のもとですが、こういう人が無理に糖質制限をすると、スト

レスが溜まって、最終的にリバウンドしかねません。

◎タイプ2　肉類や揚げ物が好きな人

唐揚げ、トンカツ、天ぷら……。脂っこいもの、脂肪の多い食べ物に偏りがちな食生活を送っている人。太ってしまう典型的なパターンでもあります。

◎タイプ3　外食が多い人

外食では量もカロリーもコントロールしにくいもの。外食が続くと太ってしまうという人も多いと思います。

◎タイプ4　お酒が好きな人

お酒が好きな人は、おつまみに脂っこいものを食べてしまったり、締めにラーメンを食べてしまったりと、「誘惑」がいろいろ。お酒を飲むと食欲も増します。

◎タイプ5　甘党、お菓子が好きな人

和菓子、洋菓子、アイスクリームなど、スイーツがどうしてもやめられない人。

女性に多いパターンです。

◎タイプ6　塩辛いものが好きな人

塩分の摂りすぎは、むくみの原因になります。代謝が滞るので、やせにくい状況をつくってしまいます。

◎タイプ7　野菜が苦手な人

「岸村式ダイエット」では野菜をフル活用しますが、「その野菜が苦手なんです」という人もいます。ローカロリーで食物繊維、ビタミンを豊富に含む野菜を食べないのは、太る大きな要因となります。

◎タイプ8　夕食が遅い人、食事時間が不規則な人

夕食が遅いと、お腹がすきすぎてドカ食いしてしまいがちです。

また食事時間が不規則というのもダイエットにはNG。脂肪が溜まりやすい体になってしまいます。

◎タイプ9　運動が苦手な人

いうまでもなく運動をしたほうがダイエットには効果的。でも体を動かすのは大嫌いという人や、運動は嫌いではなくても時間がとれないという人もいます。

◎タイプ10　意志が弱い人

これはもうやせられない人のすべてでしょう。

「岸村式ダイエット」を編み出す前の私も、まさしくこのタイプでした。食べはじめると止まらなくなるのも、意志の弱い人の共通点です。

こういう「太る原因」をやめればやせられる……。そんなことは誰もが重々おわかりだと思います。でも、それができないから太ってしまう。もちろん私もそうでした。でも大丈夫！　どんなタイプの太り方も、「食欲スイッチオフ」と「リセットごはん」を上手に組み合わせればラクラク、ダイエットができるんです！　しかも組み合わせることで効果がグーンと加速します。

ぜひ、自分に当てはまるところから読んで活用してみてください。

では、さっそくタイプ別に見ていきましょう！

タイプ1

「お米が好きな人」「糖質制限したくない人」のダイエット法

▼「食べ方」を工夫すればやめる必要なし！　上手に食べてストレスなくやせる！

［カンタン攻略法①］お昼に食べる

太っている人はやはり「白米大好き！」「甘いものがやめられない！」という人が多いものです。なかには「糖質中毒」にかかっているような人もいます。

とくに、精製された糖分や糖質を「単体」で食べてしまうと血糖値が急激に上昇し、それによってまた食欲がわくという悪循環に陥ってしまいます。

糖質制限ダイエットが流行っていますが、**忙しい大人が利用するお店ほど糖質中心の商品やメニューが並びがち**。お勤めの人がこれを実行するのは一苦労です。

そこで私が提案するのは、**回数を決めること**です。

たとえば、「週に3日だけ」「お昼だけは食べる」というように決めます。夜は控えて、「次の日の楽しみ」にとっておいて、翌日のお昼に食べるのです。

ごはんを「摂りすぎない」ためには、野菜をたっぷり摂ったりメインのおかずをしっかり食べるように心がけ、**ごはんを「ごほうび」の位置づけ**として、ダメージの少ない時間帯に食べることが大切です。

また、糖質を控えるときは、動物性の食品（肉など）に偏らないようにして、植物性の食品（納豆、豆腐などの植物性たんぱく質や野菜など）が、半分以上になるように意識しましょう。

そうしないと、動脈硬化のリスクが高くなり、やせたはいいものの、心疾患や脳血管疾患などに……ということにもなりかねません。

〔カンタン攻略法②〕食前のちょい食べ習慣

「ごはんがどうしてもやめられない……」「食べすぎてしまう……」という人は、空腹の時間が長くなりすぎていないかをチェックしましょう。

空腹の時間が長すぎると、極端な空腹感から、ごはんへの欲求に拍車がかかります。食事と食事の間の時間がどうしても長くなってしまった場合こそ、食前の習慣を見直してください。

食前に、野菜や豆乳、ヨーグルトなどを摂るようにすると、自然と「糖質のドカ食い」を防げます。

「カンタン攻略法③」野菜たっぷりにする／バランスよく食べる

どうしてもつらい場合は、糖質は摂ってもＯＫ。

その代わり、**「糖質を摂る前に山盛りの野菜を食べてから」というルール**にします。

「食べちゃダメ」と思えば思うほど、食欲はわいてしまいがち。それなら「食べてもＯＫ、その前に○○を食べる！」という方式にしてみましょう。

そうすることで、結果的に糖質を食べる量が減り、バランスが整いやすくなります。

野菜やたんぱく質などをバランスよくしっかり食べることで、体は自然と糖質の摂りすぎを防ぐようになってきます。しかも、腹持ちもよくなるので、次の食事でのドカ食いも防いでくれます。

【コツ21】

▼お米が好きな人は「ランチ」に食べるのがおすすめ。食前に野菜や豆乳、ヨーグルトを摂れば、自ずと量を減らせる。

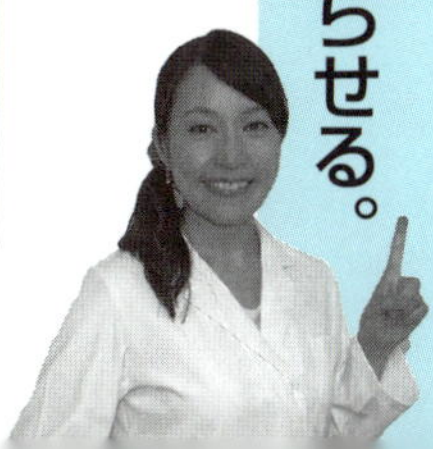

タイプ2 「肉類や揚げ物が好きな人」のダイエット法

▼揚げ物を食べるときは「食べ合わせワザ」でダメージを食い止める！

【カンタン攻略法①】キャベツでお腹を「かさ上げ」する！

揚げ物はカロリーも高く脂質も多いので、ダイエット中はなるべく控えたいものですが、どうしても食べたいときもありますよね。

そんなときの**お助け食材が「キャベツ」**です。

トンカツや唐揚げ、ハンバーグなど、脂質の多いメインディッシュを食べる前に、キャベツをたっぷり食べて、お腹の中をかさ上げしておけば、揚げ物をドカ食いすることがなくなります。トンカツ専門店などではキャベツのお代わりが自由というところもあるので、積極的に活用するといいですね。

揚げ物に限らず、**キャベツは「ダイエットの最強食材」のひとつ**です。

一年中手に入りやすく値段も安定していて、生でも加熱してもおいしく食べられます。しかも噛みごたえがあり量がたっぷり食べられるのに低カロリー。

千切りでもいいですが、面倒なときは、ざく切りにしたり手でちぎったりして、ドレッシングやゴマ油と塩などで食べるのもおすすめです。

また**キャベツは「白米の置き換え」にも適しています**。

その場合は千切りにして、お肉などのメインと一緒に食べます。

味付けの濃いお肉を食べて、「白いごはんが欲しい！」と思ったときに口の中を中和させるイメージでキャベツを食べます。この場合は白米の代わりなので、キャベツに味はつけません。

食べ方としては、火を通すより、できるだけ生で食べたほうが、キャベツの栄養を壊さずに済みます。また、「ビタミンC」など空気に触れると壊れやすい栄養分を逃さないためにも、**切ったら時間を空けず、すぐに食べる**ようにしましょう。

また、**キャベツは外側の葉や芯に近い部分のほうが「ビタミンC」の量が多い**ので、なるべく外側や内側も捨てずに食べてみてください。

［カンタン攻略法②］玄米で「脂質中毒」に歯止めをかける！

「揚げ物が我慢できない！」

揚げ物好きな人はみなさんこうおっしゃいます。私のクライアントの中にも、揚げ物、とくに唐揚げやトンカツが大好物で、食べすぎてしまったり、週に何度も食べるという人がいます。どちらかというと、女性より男性に多いかもしれません。

じつは、これは「脂質中毒」にかかっている可能性があるのです。

糖質と同じように、脂質にも中毒性があります。

マウスの実験で、一度脂質を与えると、その後も脂質の多いエサを好むようになります。高脂肪のエサを与えたマウスは、ずっと食べつづけて太っていきますが、バランスのいいエサを与えたマウスにはそのようなことが起きません。

つまり、高脂肪な食事には中毒性があるとされているのです。

この**「脂質中毒」を止めるための「奥の手」**があります。それが**「γ《ガンマ》-オリザノール」**。

玄米（ぬかの部分）や胚芽米に多く含まれる成分です。

この**「γ-オリザノール」には「脂質の中毒性」をリセットする効果がある**ことが研究されています。また「γ-オリザノール」には血中コレステロール値の改善など脂質異常症予防作用があることも報告されています。

揚げ物が大好きな人こそ一度、玄米を試してみてください。

玄米は食物繊維がたっぷりで、ダイエットを助けてくれる「天然のサプリメント効果」もあります。白米よりも噛みごたえがあるので、満腹感にもつながります。また、よく噛まないと消化がよくないので、早食いの人も自然とゆっくりになります。

さらに白米に比べて、**玄米は糖質の代謝を助けるビタミンB群も豊富**です。

最近は、普通の白米の感覚で炊ける発芽玄米も出回っていますから、これを取り入れるのもいいでしょう。

発芽玄米は比較的食べやすいのでそのまま炊くだけでも食べられますし、それでもやはり苦手という人は白米と混ぜて炊いてもいいと思います。

混ぜる割合は最初は3割程度から始めて、半々に、最終的には全部にするなど、試しながら取り入れるといいでしょう。

それでも玄米がどうしても苦手という人は、**「米油」を試してみるのも一案**。米油にも同様の成分が含まれています。

比較的高温に強く酸化しにくいので料理にも使え、アンチエイジングや美肌にもいいと、最近注目のオイルです。

【コツ22】

▼ **肉や揚げ物が好きな人でも、キャベツと玄米を使えば、「脂質中毒」に歯止めをかけられる。発芽玄米でもＯＫ！**

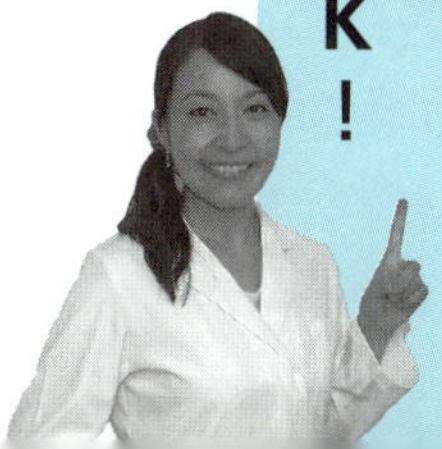

タイプ3「外食が多い人」のダイエット法

▼「この一品」で「その場リセット」しよう！

［カンタン攻略法①］お酢を使った一品をオーダーする！

「手っ取り早くお腹を満たしたい」「ササッと済ませたい」というときに便利な丼物や麺類。

でもこれらは糖質過多になりがちです。第3章の基本編①「食欲スイッチオフ」で紹介した「一口目に『食物繊維』」（89ページ参照）を実践するのが難しいですね。

そんな人にぜひ食べてもらいたい一品があります。それを加えるだけで、食欲スイッチオフできるもの――。

それはズバリ**「酢の物」**です。

酢が血糖値の上昇をゆるやかにしてくれるので、外食が多い人にはおすすめです。

ランチの定番、ラーメンやチャーハン、餃子、唐揚げなど、脂質たっぷりの中華料理にも酢をサッとひとかけ。酢には口の中の油っぽさを緩和してくれたり、**体脂肪の蓄積を防ぐ効果**もあるので、まさに一石二鳥。

また、米酢やりんご酢のほか、ワインビネガーや黒酢など、和洋中それぞれに合った酢があるので、どんな料理でも比較的、酢を使ったメニューが選びやすいのもうれしいですね。

外食メニューに酢の物がないときは、麺や中華丼などにお酢をかけるのもおすすめ。パンチが効いて満足感も得やすくなります。

[カンタン攻略法②]焼肉は大根サラダで「その場リセット」

外食の人気メニュー、焼肉。

じつは、たんぱく質がしっかり摂れて、野菜もたくさん食べやすいヘルシーメニューといえます。しかも、人にもよりますが、焼肉を食べるときはごはんなどの糖質は控えめになるので、肉と野菜でバランスがいいのです。

ただ、動物性の脂質の摂りすぎは避けたいので、上手にリセットしましょう。

そのために**肉と一緒に食べてほしいのが、大根サラダかキャベツサラダ。どちらも食物繊維が含まれています**。

大根は消化酵素が多く消化を助けてくれるので、脂っこいものを食べるときにはうってつけ。サンチュで肉を包んで食べれば、さらにヘルシーですね。

「締めには、やっぱりごはんものを食べたい！」という場合は、白飯ではなく、クッパかビビンバにしてください。

クッパはお米が水分を吸収して膨らんでいるので、普通の白飯より少ない量で満腹になります。ビビンバはにんじんやもやし、ほうれんそう、ゼンマイのナムルなど、歯ごたえのある具材が多く含まれているため、たくさん噛むことで満足感を得やすくなります。

ステーキも同じで、サラダや付け合わせの野菜をしっかり食べて、ごはんやパンを少なめにすれば、とてもヘルシーな食事になります。

［カンタン攻略法③］牛丼はサラダと味噌汁で「その場リセット」

「ランチの時間がなくて目の前には牛丼屋しかない」

「今日は、牛丼がどうしても食べたい！」

こんなときもありますよね。

でも牛丼に限らず、**丼物はリセットが難しいメニュー**でもあります。丼物だけを食べるのはダイエット的にダメージ大。とくに牛丼の場合、ごはんの量が極端に多くて具が少ないのが難点です。ですから、「その場リセット」ワザを駆使しましょう。

まずは**サイドメニューとして野菜サラダ**をつけてください。**味噌汁も必ずいただきましょう**。汁物が選べるなら、具だくさんの豚汁がおすすめです。

最近では丼物も定食スタイルにできたり、ごはんの代わりに豆腐が入っている丼もあるので、そのようなメニューを取り入れるのも一案です。

［カンタン攻略法④］ラーメンは具材「全部載せ」で「その場リセット」

ラーメンは、いわずと知れた高カロリー食。

食べるなら、なるべくシンプルなもののほうがダメージは小さい気がしませんか？

でも、**じつはラーメンの具材が多いほうが、ダイエット的にはいい**のです。

野菜やチャーシュー、メンマ、卵、わかめ、長ねぎなど、トッピングのなるべく多いものを選びましょう。具材が山盛りになった**「全部載せ」が正解の食べ方**です。

もちろん**「一口目は野菜」**。基本の「食欲スイッチオフ」ルールを守ってください。

カロリーダウンを考えるなら、スープはとんこつや味噌よりも、しょうゆや塩ベースのほうがおすすめです。最近では、ちゃんぽん麺屋さんでは麺なしで野菜たっぷりのちゃんぽんやヘルシー麺の満足メニューもあるので、活用するのも一案です。

【カンタン攻略法⑤】カレーはカラフル盛りで「その場リセット」

カレーを食べると、ついごはんやナンなどの主食が進んで糖質の摂取量が増えます。

また日本的なカレーは、ルーにもかなりの脂質や糖質が含まれています。

でも、どうしてもカレーを食べたいときもありますよね。

そんなときのリセットワザは、なるべくカレーのトッピングを多くすること。

ほうれんそうや卵、きのこ、納豆など、食物繊維や脂質の代謝を高めるビタミン

B_2が多く含まれる食材がとくにおすすめです。

具材をいっぱい載せると、カレーがぐっとカラフルになりますね。**「カレーはカラフルに！」**と覚えましょう。

ごはんを少なめにして具だくさんにすれば、ダメージが少なくなります。ピクルスがついている場合は、そちらを先に食べてください。

家でカレーをつくる場合も、なるべく具だくさんにすることと、サラダやスープなど、ほかのおかずと一緒に食べることをおすすめします。

また、市販のルーは糖質や脂質が多いので、できればカレー粉を使い、生姜とにんにくをたっぷりめに入れて炒めてからつくると、カロリーダウンもでき、糖質や脂質の代謝・燃焼を助けてくれる効果も期待できます。

［カンタン攻略法⑥］ピザやパスタの「その場リセット」には具だくさんのトマトベース

パスタやピザを食べる場合も、「まずサラダやスープを口にしてから」という基本ルールは同じ。

そのうえで**パスタ、ピザ自体もなるべく具の多いもの**を選びます。

イタリアンにもよく使われるきのこは食物繊維が豊富で食べごたえもあるので、おすすめ。

ソース類は、野菜がたっぷり摂れるトマトソース系がおすすめです。

また、カレーと同様、ピザやパスタの単品でお腹をいっぱいにしようとせず、生野菜の小さなサラダや、ボリュームのある魚介類たっぷりのサラダ、旬野菜のグリルなど、おいしくて糖質のリセットに一役買ってくれるメニューを追加できればベストです。

家でパスタを食べる場合のひと工夫として、**パスタの量を減らして、えのきだけなどでかさ増しする**といいでしょう。

ピザやパスタの「その場リセット」のコツをまとめておきます。

❶具だくさんにする
❷トマトソースを選ぶ
❸魚介系のサラダや野菜のグリルなどの一品をプラスする

さらに、パスタの麺の量を少なめにできれば、リセット効果が高まります。

【コツ23】

▼外食が多い人も、酢の物やサラダで「その場リセット」できる。ラーメン、カレーは「具だくさん」、パスタは「トマトベース」で。

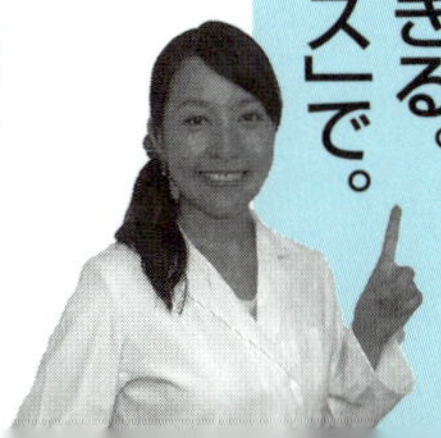

タイプ4 「お酒が好きな人」のダイエット法

▼「おつまみリセットワザ」でヘルシーにおいしく飲もう

✓［カンタン攻略法①］ 飲んだらトマトでむくみ予防

お酒を飲んだあとは、「トマトジュース」でリセットするのがおすすめです。

トマトジュースはアルコールの代謝を高めたり、二日酔いを防いでくれる働きが研究されています。また、カリウムも豊富なので、お酒を飲んだ翌日のむくみ予防にもおすすめです。

私もよくお酒を飲みますが、**寝る前にトマトジュースを飲むようになってからは、二日酔いしづらく**なり、朝に顔がむくむことも減りました。

アルコールをリセットする以外に、トマトは「食欲スイッチオフ」の意味でも有効ですから、おやつ代わりに食べてみてください。低カロリーなのに食べごたえも十分で、普通サイズのものを1個食べれば、かなりお腹に溜まります。

ミニトマトであればコンビニでも手に入りますし、オフィスでもつまみやすい。ちなみに、**ミニトマトは通常サイズのトマトの約1・4倍の食物繊維が含まれています**。

また、研究段階ではありますが、トマトには「脂肪燃焼を助ける働き」も期待されています。ビタミンCのほか、「リコピン」という強力な抗酸化作用のある成分やクエン酸も含まれているので、疲労回復効果や美肌効果も期待でき、働く女性にもぴったりのおやつだと思います。

「生のトマトは食べにくい」という人は、ぜひトマトジュースを活用してみてください。リコピン量はジュースにしたほうが生のトマトより吸収がアップします。

その場合、**食塩や砂糖不使用のものを選ぶ**のが大切。

せっかく「食欲スイッチ」をオンにしないようにトマトを選んでも、強い味付けによって空腹感を呼び覚ましては元も子もありません。

トマトジュースが苦手という人は、一度、本当においしいトマトジュースを飲んでみてください。

じつは私も以前は大のトマトジュース嫌いでしたが、完熟のトマトジュースを飲んでそのおいしさに魅せられて以来、トマトジュースが大好きになりました。

氷を入れて飲みやすくしたり、いろいろな種類を試したりすると、新しい発見があるかもしれません。

［カンタン攻略法②］水分と野菜で「その場リセット」

お酒を飲むと食欲が増進しますし、おつまみに揚げ物やウインナーなどの高脂質&高カロリーのものが多いので、ダイエット中は注意が必要です。

また、お酒には利尿作用があるので、体が脱水気味になります。さらに、お酒のつまみは塩分の濃いものが多いため、ますますのどが渇いて、お酒を飲みつづけてしまうことになりかねません。

また、アルコールを代謝するために活性酸素が発生しやすくなるので、**体の老化（酸化や炎症）を抑えるためにも、たっぷりの野菜を摂りましょう**。

アルコールの代謝で疲れた肝臓の働きを助け二日酔いを防ぐには、ビタミンB群、ビタミンC、ポリフェノールなどの抗酸化成分を含むものが最適です。

そして、お酒を飲みながら、お水を飲むことを忘れないでください。お水を飲むことで水分補給にもなるし、飲みすぎ、食べすぎを防止することができます。

［カンタン攻略法③］地味系おつまみで「その場リセット」

飲み会は脂質たっぷりの揚げ物や、糖質たっぷりの焼きそばなど、誘惑がいっぱいの危険な場所。でも、おつまみの種類が豊富なので、選び方によっては、ダイエットがしやすい場所ともいえます。

そこでおすすめなのが、次ページで紹介する**「飲み会リセットおつまみ」**です。

脂質と糖質を代謝してくれるビタミンB群などの栄養が豊富な枝豆、野菜たっぷり

●「飲み会リセットおつまみ」を上手に取り入れよう

野菜たっぷりサラダ

低カロリーで、食前に食べることで血糖値上昇抑制や満腹感も

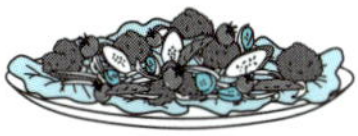

刺身

良質なたんぱく質や脂質が摂れ、調理をしていないのでカロリーも抑えられる

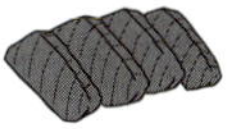

きのこのソテー

食物繊維やビタミンB群も豊富なので、エネルギー代謝のためにも必要

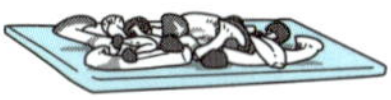

カルパッチョ

刺身と同様、揚げる・油たっぷりの炒め物よりもカロリーダウンに

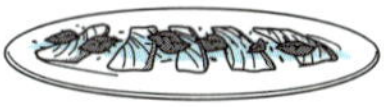

枝豆

アルコールの代謝にも欠かせないビタミンB群や食物繊維も豊富

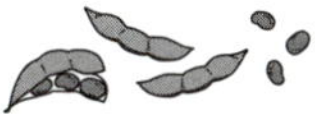

バーニャカウダ

野菜が大きめにカットされているので食べごたえも◎

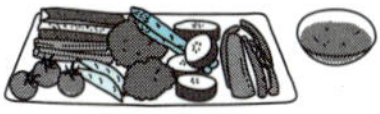

冷奴

食前に食べることで満腹感もアップ。大豆たんぱくの働きでダイエットに◎

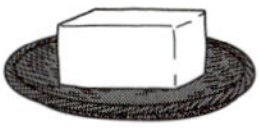

もずく酢・めかぶ酢

食物繊維と酢のダブルの働きで、血糖値も上昇抑制

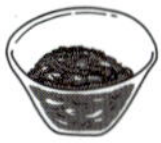

あさり酒蒸し

低カロリーなのに、見た目も大満足。ダイエット中に不足しがちなミネラルも摂取

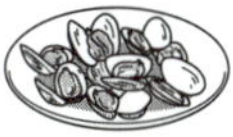

おひたし（ほうれんそう・なばな・小松菜）

食物繊維やビタミン、ミネラルが豊富なのに、低カロリーなので安心してたっぷり食べられる

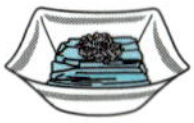

納豆

食物繊維や大豆たんぱくを摂取。ネバネバ効果で血糖値上昇も抑制

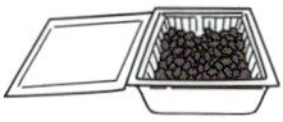

白和え

野菜と大豆たんぱくのダブルの力でダイエットをサポート

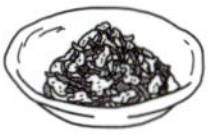

サラダ、きのこのソテー、ほうれんそうのおひたしがあれば、最初に注文します。それをまずお腹に入れてからお酒を飲んだり、ほかのおつまみをいただきましょう。

おつまみとしてはちょっと地味かもしれませんが、強力なリセット効果のあるメニューです。

アルコールを飲むときには、ぜひ水のほかに「飲み会リセットおつまみ」を一緒に摂るようにしてダメージを最低限に抑えるよう心がけてください。

【コツ24】▼
お酒が好きな人は「トマトジュース」でリセット＋二日酔い予防。「地味系おつまみ」ならダメージコントロールもできる。

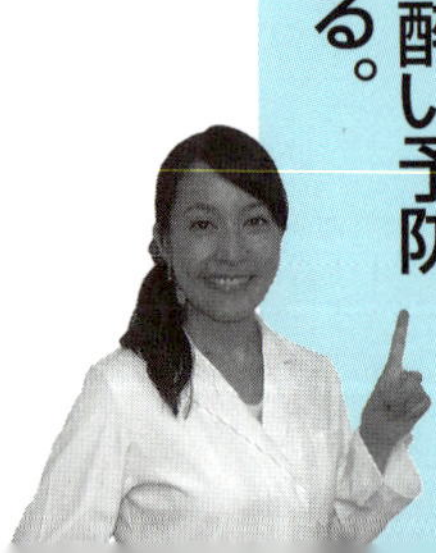

タイプ5 「甘党」「お菓子が好きな人」のダイエット法

▼やめられない人は「置き換えワザ」「食べ方の組み合わせワザ」でリセット！

［カンタン攻略法①］甘栗に置き換えてみる

甘いもの好きの人は、ついお菓子に手が伸びそうになりますよね。

そういうときは、ぜひ「甘栗」を試してみてください。**甘栗は、食べてみると意外なほどしっかり甘みがあって、「甘いものが食べたい」という欲求が満たされます。**

ダイエット中の間食としてよく挙げられるのがナッツ類。

現代人に不足しがちな「オメガ3脂肪酸」をはじめ、ミネラルや食物繊維が豊富ですが、全体的にカロリーが高く脂質も多いのが欠点です。

しかもナッツに多く含まれる脂質には中毒性があるので、食べはじめると歯止めがきかなくなり、食べすぎてしまいがちです。

その点、甘栗はナッツと同じ種実類《しゅじつ》ですが、ミネラルだけでなく食物繊維が豊富で脂質が少なく、比較的低カロリーなのが特徴。しかも少量でもかなり満足感があるので、ダイエット中の間食にもってこいです。

「でも甘栗って糖質が多いのでは？」と疑問に思う人もいるかもしれません。たしかに甘栗には糖質も含まれていますが、血糖値の上昇をゆるやかにする食物繊維や糖質の燃焼を助ける「ビタミンB群」も多く含まれています。

つまり、急激に血糖値を上昇させ「食欲スイッチ」をオンにすることのない、**「食べてもOKな糖」**なのです。

脂質が多くカロリーの高いナッツに比べ、甘栗はダイエット向きの食材だから少々食べすぎても大丈夫。この甘栗と豆乳をセットにすると、かなり満足度の高いおやつになります。ナッツを「適量に抑えられない」人は一度試してみてくださいね。

【カンタン攻略法②】かぼちゃやさつまいもを積極的に食べる

かぼちゃやさつまいも、バナナなど糖質が比較的多い野菜や果物は、ダイエット中は避けるべきと思っている人が大勢いますが、こうした野菜や果物の糖質まで「敵扱い」する必要はありません。

野菜や果物には、**糖質だけではなく、食物繊維も豊富に含まれているので、甘いものを単体で摂るよりも、はるかにダメージは少ない**のです。

さらに、野菜に含まれる食物繊維や難消化性成分は腸内細菌によって発酵しやすく、腸を刺激して便の量を増やしたり、お通じをよくしたりする効果も期待できます。

［カンタン攻略法③］飲み物で「その場リセット」

ケーキなどのスイーツを食べるときは、「事前に野菜を食べる」ということはなかなか難しいですよね。そんなときは、**万能リセットフード「豆乳」の出番**です。

食べる前に、豆乳を先に飲んでおきましょう。こうするだけで、ずいぶん血糖値の上昇がゆるやかになります。

また、ケーキには合わないかもしれませんが、一緒に注文する飲み物をトマトジュース、あるいはトマトベースの野菜ジュースにするのも手です。

最近はカフェなどで、豆乳を使ったソイラテなどもよく見かけるので、豆乳入りの飲み物と一緒にいただくのもいいですね。

さらに**もっと手軽なのは、炭酸水を食前にたっぷり飲む**こと。

そうすることで自然に量も食べられなくなります。

【コツ25】▼どうしても甘いものが食べたい人には「甘栗」がおすすめ。事前に豆乳を飲めば、血糖値上昇をゆるやかにできる。

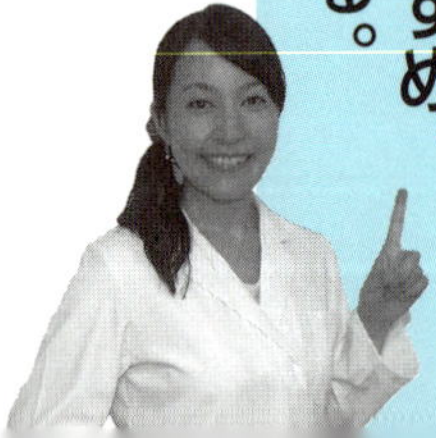

タイプ6

「塩辛いものが好きな人」のダイエット法

▼塩分は即リセットして健康&やせ体質になる!

[カンタン攻略法①]カリウムの多い食材で塩分を「その場リセット」

塩分の多い食事をすると、水分を体内に溜め込んでしまい、それが原因でむくみが生じて代謝が落ち、太りやすい体になってしまいます。

また、**塩分は食べすぎ、飲みすぎを引き起こしやすいので、ダイエット中はとくに控えめにしたほうがいい**のです。

私が病院やダイエット指導の中でおすすめしてきた減塩方法は主に3つあります。

❶ラーメンのスープは飲み切らない
❷だしのうま味やかんきつ類の酸味、スパイスなどを加え、味に深みを与える習慣を
❸しょうゆや塩、ソースは「かける」のではなく「つける」

この3点を心がけた食生活をしてほしいのですが、外食などでは摂りすぎてしまうこともありますよね。たとえば、にぎり寿司はシャリにも塩分が含まれ、さらにしょうゆをつけて食べるので、気づかないうちに塩分を過剰摂取しがちです。

そんなときこそ**「塩分リセットフード」の出番**です。

塩の排出を助けてくれるのは「カリウム」。果物や大豆製品、ナッツなどのほかに、野菜や海藻などに多く含まれています。

塩辛いものを食べるときには、次ページに紹介するカリウム豊富な「塩分リセットフード」を意識して摂るように心がけてみてください。

[カンタン攻略法②]ヨーグルトで塩分を「リセット」、さらにやせ体質に変わる!

塩分の高い食事をしている人には、ナトリウムの排出を助ける「カリウム」が含まれているヨーグルトがおすすめです。高血圧の予防にも、ヨーグルトに多く含まれるカルシウムがよいとされています。

さらに、食前にヨーグルトを食べておくと、糖質が単体で胃までたどり着いたとき

● 「塩分リセットフード」を上手に取り入れよう

納豆	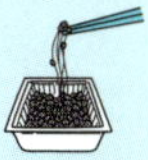	利尿作用があり塩分の排出に役立つカリウムが豊富
蒸し大豆	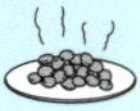	大豆に含まれる食物繊維が便通を促すほか、カリウムも豊富
きなこ	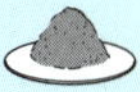	大豆を乾燥させてつくるので、栄養成分が濃縮されている
あずき	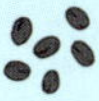	カリウムや食物繊維が多く、塩分リセットにもってこい
水菜	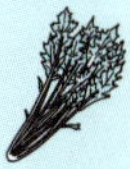	カリウムが豊富で塩分の排出を促す
たけのこ		食物繊維が豊富で、余分な塩分が吸収されるのを防ぐ
リーフレタス	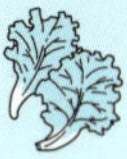	食物繊維とカリウムが豊富
ルッコラ		ビタミンCやE、鉄分など栄養に富んでいる
枝豆	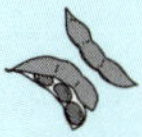	食物繊維がたっぷり含まれているので、腸の働きを活性化させる
アボカド	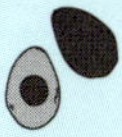	食物繊維や脂質の代謝を助けるビタミンB_2も豊富
アーモンド（素焼き）	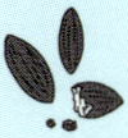	カリウムのほか、ナッツの中では食物繊維が豊富

に比べ、糖質の吸収がゆるやかになります。

とくにギリシャヨーグルトやカスピ海ヨーグルトなど、ネバネバが強いヨーグルトのほうが、血糖値の上昇をゆるやかにするといわれています。

ヨーグルトをうまく活用すれば、塩分をリセットできるだけでなく、高血圧や糖尿病などのメタボ対策にもつながるわけです。

より効果的な食べ方として提案したいのは、**果物やシリアルなど、食物繊維が豊富な食材と一緒に摂る**ことです。

ヨーグルト単体で摂るよりも腸内環境を改善しやすく、余分なものを溜め込みにくい「やせ体質」にもつながります。食物繊維の効果と乳たんぱく質などの「W効果」で腹持ちもよくなります。

そして、ヨーグルトは選び方も大切です。

ヨーグルトに含まれる菌は、メーカーによって違います。「○○菌がいい」とか、いろいろ宣伝されていますが、いちばん大切なのは、それが自分の体に合うかどうか。それを知るには実際に自分で試してみるしかありません。

自分に合った菌を探すために、ひとつの銘柄のヨーグルトを1～2週間ずつ試してみてください。試してみて便通がよくなったり、「体調がいいな」と感じるものをし

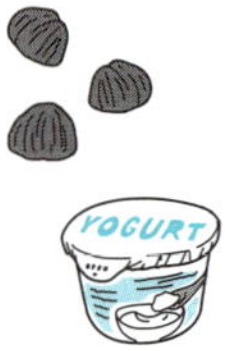

ばらく継続して食べてみましょう。

また、**ヨーグルトはダイエット中の精神的なサポートにも一役買ってくれます。**

ヨーグルトに含まれる「トリプトファン」というアミノ酸は、通称「幸せホルモン」と呼ばれる「セロトニン」をつくる材料になり、精神の安定によい影響を及ぼします。

腸内環境は、メンタル面に影響を及ぼすことがわかっています。

腸内環境を改善すると、間接的に精神面にもよい効果を及ぼし、セロトニンの力とあわせて、減量中のメンタル面を支えてくれる効果が期待できるのです。

【コツ26】

塩辛いものが好きな人は「カリウム」豊富な「塩分リセットフード」を。果物やヨーグルトを積極的に摂れば、腸内環境も改善できる。

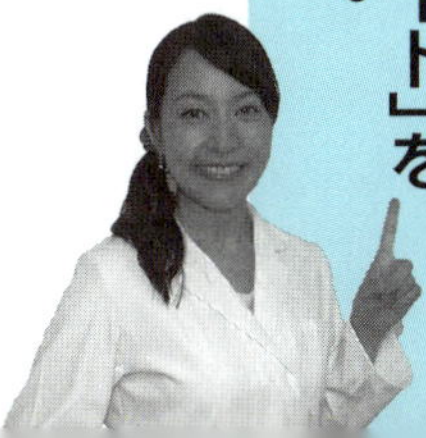

タイプ7

「野菜が苦手な人」のダイエット法

▼無理して「嫌いな野菜」を食べる必要はない

［カンタン攻略法①］本当においしい野菜を食べる

野菜嫌いな人にいちばん大切なことは「無理して、おいしくない野菜を食べないこと」。これに尽きます。

人の第一印象が後々まで影響を及ぼすのと同じように、野菜も出会い方や第一印象がとても大切です。だから、野菜嫌いの人こそ、はじめにいい印象をたくさん受けないと、余計に野菜嫌いになってしまいます。

では、野菜嫌いにならないためにはどうすればいいかというと、「おいしい野菜」を食べることです。

野菜も、旬や鮮度によって味が全然違います。とくに旬の野菜は甘みやうま味も増しています。スーパーでは一年中どの野菜も手に入りますが、やっぱり旬の野菜はおいしいものです。

それから新鮮さもおいしさの大事なポイント。とれたて野菜の甘みやうま味は、「これが野菜⁉」とビックリするほどです。

野菜嫌いな人こそ、おいしい旬の野菜、新鮮な野菜からトライしてみてください。

野菜ではありませんが、以前、私はウニが大嫌いでした。はじめて食べたウニがおいしくなかったからです。

しかしその後、北海道で新鮮なおいしいウニを食べてからはウニが好きになり、その後、東京で食べるウニもおいしく食べられるようになりました。そのくらい、最初の印象はとても大切です。

おいしい野菜との出会いを、ぜひ大切にしてくださいね。

［カンタン攻略法②］自分の好きな味付けで食べる

苦手な野菜は、自分の「大好きな味」で食べるのがコツです。

焼肉などのこってり系の料理が好きな人は、野菜を焼肉味にしたり、カレーが好きな人はカレー味にしたり。または、とっておきのおいしいオリーブオイルをかけてみたり、少し濃いめの味付けにしたりして、野菜の味気なさを払拭することです。

サラダの場合は、こってりめのシーザー・ドレッシングなどをかけてみるのもいいですね。

こうやって**「好きな味」で野菜に対する苦手意識をなくしていくと、やがておいしく食べられるようになり、「ドレッシングが少なめでも食べられるようになった」**という人がたくさんいます。

これで野菜好きになれたら、もうこっちのもの。

そのままハードルを上げずに、大好きな味で少しずつ食べられる野菜の種類を増やしていきましょう。

【カンタン攻略法③】「塩少々」で野菜のうま味アップ！

野菜が苦手な理由に、「野菜独特のえぐみや青臭さが苦手」という人は結構多くいます。

その場合、適量の塩をふってみてください。**塩をひとつまみだけふることで、苦みや青臭さが消えて、生野菜のうま味がぐっと引き立ちます**。

この「塩少々」はシンプルに野菜のうま味を引き出す方法のひとつです。

試しにぜひ、生野菜にひとふりしてまぶしてみたり、加熱した野菜にもひとふりしてみてください。塩ゆでのときには、少し多めに塩を足してゆでてみましょう。

[カンタン攻略法④]「加熱」して食べやすくする

また、えぐみなどが気になる生野菜が苦手な人は、**生野菜を避けて「加熱」してみましょう。すると野菜のえぐみが消えて食べやすくなる**のです。

塩や味噌・しょうゆなどの発酵調味料やだしなどをプラスすれば、うま味も増してもっと食べやすくなります。

野菜嫌いの人でも比較的食べやすいのが、味噌汁や鍋などの汁物にする調理法。えぐみの感じにくいえのきだけやキャベツ、加熱することで甘みがぐっと増す玉ねぎや長ねぎなどの野菜を参考に、「これなら食べられる」という野菜を選んで食べてみてください。

野菜嫌いな人は、「嫌いな野菜」を無理に食べることで、余計苦手になる……という悪循環に。

そうならないためにも、**「食べられる野菜」「食べられる調理法」から無理のないかたちで食べる**ようにしましょう。

【コツ27】▼「新鮮な旬の野菜」を「自分好みの味」で食べれば、野菜嫌いが勝手になおる人は本当に多い。

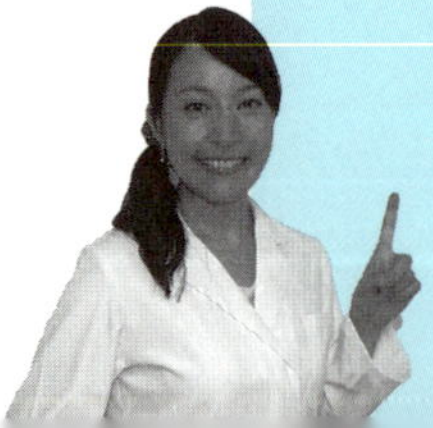

タイプ8

「夕食が遅い人」「食事時間が不規則な人」のダイエット法

▼昼と夕方の「ちょい食べ」が効く！

[カンタン攻略法①]夕方6時までに「栄養補給」する

私のところへ相談に来られる人は、夕方に極端な空腹を我慢しすぎて、夜中にドカ食い、というパターンがとても多いものです。

これを避けるためにはできれば夕方6時までに、軽くお腹に何か入れましょう。**夜に食べる量をなるべく軽くするのが、ダイエット成功の秘訣**です。

昼間は頭や体を使い、次第にエネルギーは枯渇し飢餓状態に。夕食前の体は、増した食欲を必死で満たそうとしています。

結果、一口食べはじめたとたん、食欲が暴走を始め、止まらなくなりがちです。

花の水やりも、少しずつあげることが大切ですよね。土がカラカラに乾燥しすぎてしまったら花は枯れてしまいますし、かといってバケツで水をいっきにかけてしまうと、根が腐ってしまいます。

食事も同じで、エネルギーが枯渇したら血糖値を上げすぎないよう、少量ずつ補給することが大切です。前述のとおり、夜はエネルギー代謝が下がるほか体を使うことが少ないため、エネルギーを消費しにくいので太りやすくなります。

ですから、**夜のメニューは野菜とたんぱく質を中心に**。

体をメンテナンスしてくれるビタミンやミネラル、抗酸化成分を野菜で補給しつつ、体やホルモンをつくるためにも必要なたんぱく質を補給することが、昼間にがんばった体にも大切です。

昼を軽めにするとどうしても夕方にお腹がすいてくるので、その場合はとくに**夕方の栄養補給**を意識してみてください。

【カンタン攻略法②】豆乳とゆで卵で不規則な食事を補う

食事はできるだけ規則的に摂るほうが体内リズムが整い、太りにくくなるのですが、それがどうしても難しい……というときもありますよね。

そんな場合は、**せめて朝の光を浴びること、そして朝食を抜かないこと**をおすすめします。

朝食をしっかり食べられなくても、ヨーグルトや豆乳だけでもいいのです。**朝の食事と朝の光は、生活リズムを整えるためにも必須**です。

そして、どうしても食事時間が空いてしまうときは、豆乳やゆで卵を買い置きしておいたり、コンビニに立ち寄って買い足したりして、手軽なものでいいので、途中で栄養補給をしましょう。

その際、できれば前述の豆乳や卵などのほかに、少しでも「たんぱく質」が補給できるように乳製品もおすすめです。

体に必要な「たんぱく質」は日々補わないと、自分の体の細胞を壊してつくり替えようとします。よい材料がなければ、よい体がつくられません。

また、不規則な時間に食事をしてしまった次の食事、あるいは1日1食でもいいので、野菜のシャワーを浴びるように、できるだけたっぷりの野菜を食べましょう。

「たんぱく質」だけ摂っていると、栄養バランスが偏り、腸内環境が悪化しやすく、その結果、太りやすい腸をつくってしまいます。それでは意味がありません。

食事が不規則な人こそ、「長時間空けない」そして「1日1食野菜のシャワー」を

意識してみてください。

【コツ28】▼夕食が遅い人&食事が不規則な人は、ちょい食べで「長時間空けない」ようにしよう。

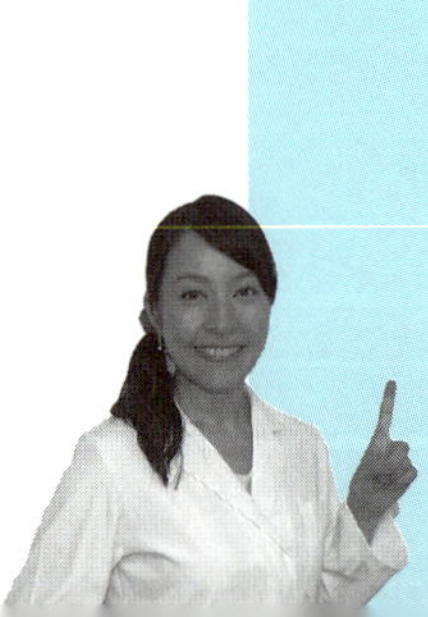

タイプ9 「運動が苦手な人」のダイエット法

▼無理にがんばらなくてもOK! するなら「最初のハードル」は極力、低めに

【カンタン攻略法①】無理に運動せず、まずは食事で少し結果を出す

「運動はできればしたくない……」という人も多いですよね。

私もダイエットのために必死に運動しては、食欲が爆発して「さっきの苦労はなんだったのだろう……」と何度も失敗を繰り返していました。

運動はしたほうがいいのはもちろんですが、**「岸村式ダイエット」はやはり「食事」がメイン**。そのうえで、「好きな運動」「楽しんでできる運動」「気持ちいいなと感じる程度」「無理しない範囲」をプラスするという位置づけです。

好きでもない運動をする
↓
ストレスが溜まる
↓
ドカ食い

この「最悪のスパイラル」に陥るくらいなら、運動はしないほうがいいくらいです。**運動は「楽しい！」「これならいいかも！」「気持ちいい！」と感じるものでないとダイエットの逆効果**になってしまうのです。

私は最初、このことに気づかず、運動は「がんばってしなければいけない」「きつくないといけない」、運動後は「何も食べちゃいけない」と思い違いをして、**「がんばりすぎてはドカ食いをして自己嫌悪」**ということを繰り返していました。

ですから、まずは食事をがんばってみて、少し体が軽くなってから、できる範囲で運動を行いましょう。

たとえば、「気持ちいいと感じる場所でウォーキングだけはやってみる」とか「姿勢だけはよくする」など、できるところから始めてみましょう。

また、1日3カ所に用事をつくるのもおすすめ。たとえば、「ウインドーショッピングをする」「人と会う」「寄り道する」「いつもと違う道から帰る」「ランチを少し遠いレストランにする」など、無理のない範囲からスタートしてみましょう。

✓［カンタン攻略法②］腹筋は30回より5回が効く!?

運動をしようと思った場合に気をつけてほしいのが、**最初の目標回数をできるだけ少なくする**こと。

たとえば、「腹筋1日30回」などときつい目標を立てず、1日5回にする。そうすると、「あれ？　5回じゃ物足りない」となって、自然と回数が増えたりします。

何事もそうですが、無理やり何かをしようとすると、それはストレスになって返ってきます。かといって、**何もやらないと変化はないので、最初のハードルをグーンと下げるのがおすすめ**です。

ダイエットしたい人は、みんながんばり屋さん。ついつい自分に厳しくなりがちです。

難しい目標を立てて自分を追い込んで、苦しんだ挙句、ストレスで挫折……。**大事なことは「小さなこと」を続ける**こと。まさに**「継続は力なり」**です。

自分にとって極力無理のない、楽しく続けられて結果がついてくる方法を見つけてみましょう。

【コツ29】

運動が苦手な人は無理にがんばらなくてもＯＫ。するなら「腹筋1日5回」など最初のハードルは極力、低めにしよう。

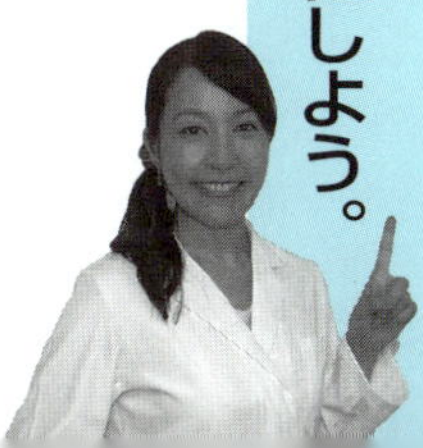

タイプ10

「意志が弱い人」のダイエット法

▼意志が弱くても大丈夫！　「岸村式ダイエット」の「奥の手」を紹介します！

［カンタン攻略法①］利点がいっぱいスグレモノの「炭酸水」

日本でもすっかり一般的になった「炭酸水」。

じつはこれがダイエットに超おすすめです。**炭酸水を飲むだけで胃に膨満感が生まれ、食欲を抑えることができる**のです。

水の代わりに炭酸水を飲んでもOK。

「ニセモノの空腹」（93ページ参照）なら、これでたちまち食欲は消えてしまいます。水を飲むだけですから、意志の弱い人でもラクラク実行できます。

炭酸水ダイエットは簡単ですが、飲み方にちょっとしたコツがあります。

まずは飲む量。

ちょっと飲んだぐらいでは効果がありません。**ペットボトル1本、500ミリリッ**

トルぐらいを飲むことで、はじめて胃が膨らんだ効果が実感できます。

逆に飲む量が少ないと、胃の働きが活発になり、食べすぎにつながってしまうので要注意です。

一気飲みをする必要はありませんが、しっかり飲みましょう。

また、**レモンを搾って入れるとクエン酸やビタミンC、ポリフェノールなどの効果で、疲労回復や美容効果も期待できます**。

ほかにも炭酸水はいろいろ使える「スグレモノ」です。

炭酸入りのジュースをやめられなかった人がこの炭酸水に置き換えることで満足できるようになり、減量につながったというケースもあります。

また、休肝日にどうしても炭酸のきいたビールやハイボールが飲みたくて我慢できないという人には、その代わりにもおすすめ。

口寂しさを少しでも紛らわすことで、禁酒のストレスが軽減されます。

［カンタン攻略法②］

「豆腐」で食欲を抑える

意志の弱い人にぜひ試していただきたいのが**「食前の豆腐」「豆腐を白米代わりに食べる」ワザ**です。

豆腐はいまや、世界的にも知られる日本を代表するヘルシーフード。なんといっても低カロリーですし、「たんぱく質」も含まれているので、血糖値の上昇を抑えてくれます。

私もキャベツと豆腐にダイエット期間中、どれだけお世話になったかわかりません。どこでも簡単に手に入るし、生でそのまま食べられて、値段が安いのも魅力です。**豆腐は、ダイエット中の人は冷蔵庫に常備しておいてほしいぐらい、必須食材**です。

食べる順番はキャベツと同じで、**食事の最初に食べるか、白米の代わりに食べます。量は1食につき半丁から1丁ぐらい**。

豆腐はお腹にずっしりと溜まりやすいので、半丁食べただけでもかなり満腹感を得ることができます。

冷奴でもいいですし、湯豆腐や鍋など、温めて食べるのもおすすめ。ほかの野菜と一緒に盛り付けてサラダにしてもいいでしょう。**飽きないよう工夫してみてください**。

また、**豆腐は調理の際の「かさ増し食材」としても使えます**。しっかり水切りをしてハンバーグやミートソースに加えれば、ボリュームがアップして、カロリーカットもできます。しかも豆腐が入っているなんて、誰にも気づかれません。

ひき肉状にパラパラになるまで炒めて味付けすれば、ドライカレーやチャーハンにも使えますし、鶏ひき肉と混ぜてつくねにも使えます。節約にもなって、一石二鳥です！

〔カンタン攻略法③〕小腹がすいたら魚肉ソーセージやスルメを

意志が弱い人は小腹がすくと、ついついお菓子に手が伸びてしまいがちですが、そんな食欲のストッパーになってくれるお手軽食材を紹介します。

それはコンビニでも簡単に買える**「魚肉ソーセージ」**と**「スルメ」**。甘くない間食として、ダイエット中のおやつにもってこいです。

どちらも「たんぱく質」が豊富でうま味が強く、しっかり食べごたえもあるので**少量でも満足でき、食欲の暴走をスパッと止めてくれる**のが最大のメリットです。

また、スルメには亜鉛が多く含まれ、糖質の代謝を助ける働きもあります。

［カンタン攻略法④］甘い飲み物の代わりに「調製豆乳」

ジュースや炭酸飲料、缶コーヒー、乳酸飲料、スポーツドリンクなど、甘い飲み物を日常的に飲んでいませんか？

これらは目には見えませんが、かなりの糖分が含まれています。私はこれを**「見えない糖」**と呼んでいます。

角砂糖などの「見える糖」は意識する人が多いですが、飲み物に溶け込んでいる「見えない糖」は、知らず知らずのうちに摂りすぎてしまうことが問題なのです。

たとえば、スポーツドリンクや甘いコーヒー飲料。

500ミリリットルのペットボトル1本に20〜30グラムもの砂糖と同じ糖質量が含まれています。

これはなんと、3グラムスティックシュガー10本分。炭酸飲料では19本分も含まれている商品もあります。

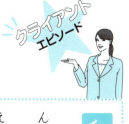

「スティックシュガーを10本食べてください」といわれたらとても無理そうですが、スポーツドリンクや缶コーヒー1本ぐらいなら軽く飲み干せてしまいます。

少なくともダイエット中は、甘い飲み物と縁を切ったほうが結果が出やすいです。とはいえ習慣的に飲んでいる人には、いきなり断ち切るのはつらいですよね。

クライアントエピソード

私のクライアントのEさん（女性、40代）は、甘い飲み物が大好きでした。

そこで「調製豆乳」に換えて空腹感を抑えてもらったところ、Eさんはどんどんやせていきました。

甘い飲み物をどうしてもやめられない方は、「調製豆乳」に置き換えてみてください。

ほんのり甘さがありますから、甘党さんもこれでかなり満足できるはずです。

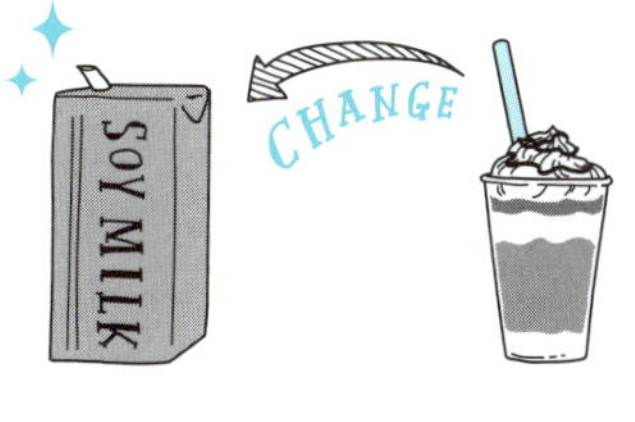

ここで注目してほしいのは、**糖分を入れて味を調えている「調製豆乳」から始める**ということ。

いきなり「無調整豆乳」からスタートしてハードルを上げてしまうと、挫折しやすいのです。

甘い飲み物の代わりというと、「それならゼロカロリー飲料を飲めばいいのでは？」と思う人もいるかもしれませんが、私は基本的にゼロカロリー飲料はおすすめしていません。

ゼロカロリー飲料をよく飲むグループのほうが、飲まないグループに比べて肥満やその他の健康障害を起こしやすいという報告もあります。

これらに含まれている人工甘味料に、依存性があるのではないかという指摘もありますが、私はそれよりむしろ、**「強い甘み」に慣れてしまうことを危惧**しています。人工甘味料に慣れてしまうと、体が甘みの刺激に慣れてしまい、ほかの食事でも糖分を欲するようになってしまうからです。

人工甘味料で甘くしたもので「食べたい」という欲求を満たすより、調製豆乳や前述のトマト、甘栗など、「自然の甘み」で満たすほうが、はるかにヘルシー。

そうすることで、実際に自然な食欲に戻っていくケースがとても多いのです。そのほうが、身体も心も結果的にラクになっていきます。

［カンタン攻略法⑤］万能リセット「野菜ジュース」を食前に飲む

意志の弱い人にぜひとも活用してほしいのが「野菜ジュース」です。**野菜ジュースは血糖値の急上昇を抑えてくれるので、糖質の多い食事の「前」に飲むと効果的**です。

本当はジュースよりも野菜そのものを食べたほうがいいのですが、外出時などそれができないときもありますね。

そんなときには手軽なトマトジュースや野菜ジュースで代用してＯＫです。**「ベスト」ができなくてストレスが溜まるくらいなら、「ベターで十分」というのが「岸村式ダイエット」**の考え方だからです。

市販の野菜ジュースを選ぶときは、パッケージ裏面の「原材料」と「栄養成分表示」を見てください。

注意してほしいのは、同じジュースでも、「トマトベース」のものもあれば「果物ベース」のものもあること。

「果物ベース」のジュースは糖質が多いので要注意です。

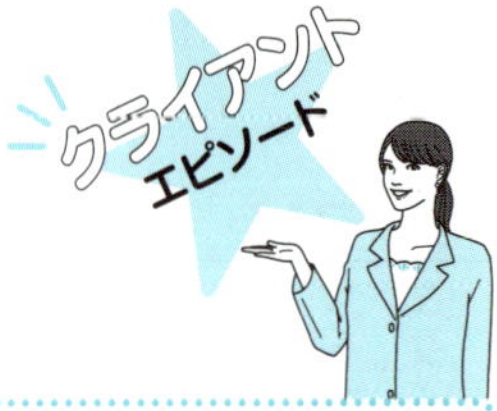

私のクライアントのFさん（男性、30代）は毎朝、市販の野菜ジュースを飲んでいました。

しかし、健康に気を遣っているのに、続ければ続けるほど太ってしまう結果に。

よくよくうかがってみると、野菜ジュースとはいっても、果汁をベースにしたミックスジュースを常飲していたのです。

じつは、かなり糖分が高く、それが太る原因になっていました。

糖分が高い野菜ジュースをいつもの朝食にプラスして飲んでいれば、太ってしまうのは当たり前です。

市販のものは成分表示を見て糖質の少ない、野菜系のものを選びましょう。

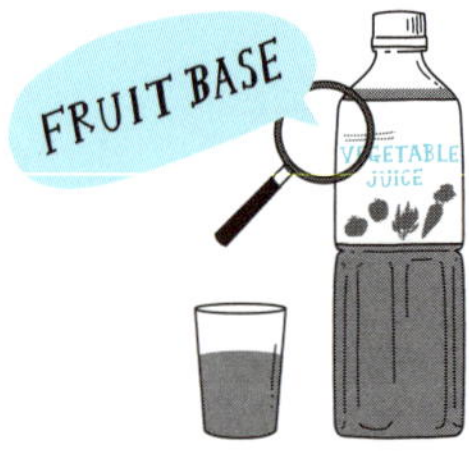

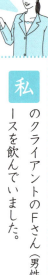

【コツ30】

意志が弱い人には「炭酸水」「豆腐」「スルメ」「調製豆乳」「野菜ジュース」の5つが「最強の味方」になる！

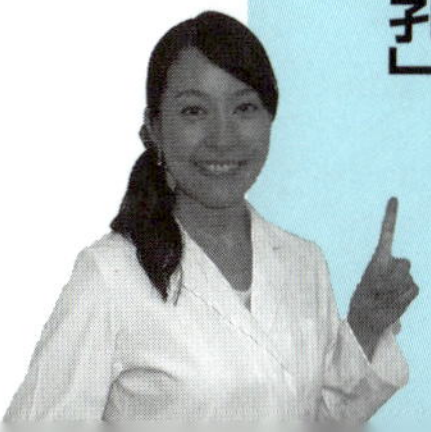

特別付録

1

たった7つのポイントで、「王様野菜」を味方につければ、ダイエットはさらに加速する！

――最短で最大のダイエット効果が得られる、スゴい野菜の食べ方

✓ 旬の最強パワーフード「王様野菜」とは

スーパーには季節に関係なくさまざまな野菜が並んでいますが、**季節ごとの旬の野菜は栄養価が高く、病気や老化から体を守ってくれる抗酸化力も圧倒的に強い**もの。

また、旬の野菜はたくさん収穫できるので値段も安く、その時季に最適な環境で育つので丈夫で、農薬や肥料の量も少なくて済むので安心です。

「岸村式ダイエット」では、**旬の野菜の中でも栄養成分がほかの野菜よりも大幅に多く含まれているものを「王様野菜」**と呼んでいます。

野菜は「量」と「質」が大切。**量が摂れない人こそ、「質」にこだわるべき**なのです。

食べるなら、ぜひ「王様野菜」を選んでください。季節ごとの主な「王様野菜」は次のとおりです。

●絶対におすすめ！　旬の最強「王様野菜」リスト

春の王様野菜

春に旬を迎える野菜には、強い香りや独特の苦みを持つものが多いものです。この香りや苦みの素となるのが「植物性アルカロイド」。病気や老化の原因になる活性酸素の除去に有効です。

また春野菜は、カリウムと食物繊維が豊富。塩分や脂質の排出を促し、「冬に溜め込んだ余分なものを排出しなさい！」といわんばかりの栄養がたっぷり。これは寒い冬の時季に地中に根を張り、栄養を蓄えてきた証です。その生命力も含めて、春野菜を摂りましょう。

肌	なばな	糖質の代謝を助けるビタミンB群のほか、鉄などのミネラルも豊富な栄養満点野菜
肌	そらまめ	ビタミンB群、亜鉛、食物繊維に富む
ストレス	アスパラガス	オリゴ糖を含み、穂先には強い抗酸化作用、ハカマ（茎にたくさんある三角形の部分）にはストレス緩和効果も
疲労	グリーンピース	食物繊維、たんぱく質、ビタミンB_1、B_2が豊富な強力リセットフード
むくみ	たけのこ	食物繊維とカリウムが豊富
胃腸	春キャベツ	ビタミンCなどの抗酸化成分やキャベジンが豊富。胃腸の調子を整えてくれる
腸	春ごぼう	血糖値を下げる働きのある「イヌリン」や食物繊維が野菜の中でもトップクラス
腸	新玉ねぎ	腸内環境を整える働きがあるオリゴ糖も豊富
	その他	ふきのとう、フルーツトマトなど

夏の王様野菜

夏の野菜は表面の色が鮮やかなものが多く、紫外線によるダメージをはねのけるポリフェノールやカロテノイド、ビタミンCが豊富です。紫外線対策にはこれらの抗酸化作用の高い食材を利用しましょう。また、暑さで疲れが出やすいときにはビタミンB群や抗酸化成分を積極的に摂り、「疲れにくい体」を目指しましょう。

アンチエイジング	かぼちゃ	抗酸化作用の強いビタミンA、C、Eがすべて豊富。食物繊維も多い
腸	モロヘイヤ	水溶性食物繊維や脂質の代謝を促すビタミンB_2が多い
腸	オクラ	水溶性食物繊維が豊富で、食後の血糖上昇や血中コレステロール対策にも
肌	パプリカ	肌や体を元気にするビタミンCが野菜の中でもトップクラス
肌・むくみ	トマト	老化の原因となる活性酸素の害から肌や体を守る。ストレスや疲労対策にも
脂肪対策	なす	「アントシアニン」「クロロゲン酸」などのポリフェノールが活性酸素の働きを抑制
疲労	枝豆	良質のたんぱく質のほか、ビタミンB_1、C、葉酸や鉄も多く貧血予防に効果
疲労	にんにく	ビタミンB群が豊富。スタミナや代謝に関係
	その他	ゴーヤ、ししとう、大葉など

秋の王様野菜

夏の暑さでダメージを受けた体のメンテナンスや、季節の変わり目で寒さが厳しくなる前の秋野菜には、体の抵抗力を高めるためにおすすめの野菜が数多くあります。

たとえば、ビタミンDをたっぷり含んだきのこ類や、夏の紫外線で疲れた肌のために潤いを保つ働きのあるビタミンAが豊富なにんじん、ビタミンCを多く含むブロッコリーなどです。

季節の変わり目こそ、野菜の力を活用しましょう。

肌	にんじん	体内でビタミンAになるカロテンが野菜の中でもトップクラス。皮の下に最も多いので、皮はむきすぎないこと
肌	ブロッコリー	ビタミンCやカロテンのほか、抗酸化成分スルフォラファンも豊富
肌	しゅんぎく	カロテンが豊富で、体内でビタミンAに変わり、潤いを保つ
疲労	きのこ類	えのきだけ・エリンギ・しめじ・まいたけは食物繊維や免疫力を高めるビタミンDを補給できる。糖質や脂質の代謝にも欠かせないビタミンB群も豊富
腸	さつまいも	ビタミンCや食物繊維、ポリフェノールが多く、体の外も中もキレイにしてくれる
腸	ごぼう	食物繊維がたっぷり。ポリフェノールも豊富
アンチエイジング	れんこん	食物繊維やカリウム、ビタミンB_1、B_2、C、ポリフェノールが多い
	その他	玉ねぎ、長いも、じねんじょなど

冬の王様野菜

極寒の冬に、体のメンテナンスをしてくれる働きのあるミネラルやビタミンが豊富な冬野菜たち。冬の畑に育つ野菜は寒さに耐えて、豊富な栄養をその体内に蓄えています。

また野菜は寒さにさらされると糖度が増すものが多いため、ほかの季節よりも甘みや抗酸化力が増すのが冬野菜の特徴です。

骨 こまつな	カルシウム、鉄などのミネラルが多く、潤いや免疫にも関係するカロテンも豊富
肌 ほうれんそう	冬のほうれんそうはとくに栄養価が高く、抗酸化力も強い。貧血予防にも効果あり
肌 水菜	カロテンとビタミンCのほか、ビタミンE、カルシウムや鉄も豊富。栄養バランスのとれた野菜
免疫 長ねぎ	香り成分の「アリシン」はビタミンB_1の吸収を助け、血行促進、疲労回復、殺菌作用がある
胃腸 芽キャベツ	ビタミンUやCに富み、胃腸の働きを助ける
胃腸 大根・かぶ	根より葉に栄養素が多く、葉のミネラル量は小松菜に負けないほど。消化酵素を含むため、根は生で食べるのがおすすめ
その他	ケールなど

厚生労働省が推進している「健康日本21」では、野菜を1日350g以上摂取することを推奨しています。350g摂ればよいのではなく、最低限の量が350g。それでも毎年「国民健康・栄養調査」で、1日の平均摂取量は350gより70〜80g不足していて、とくに若い人の野菜不足が深刻です。また、350gのうち120g以上（約1/3）を色の濃い野菜＝緑黄色野菜で摂ることが理想とされています。

続いて、「王様野菜」の上手な摂り方を7つのポイントに整理して紹介します。少し細かい内容になりますが、野菜好きの人、野菜を上手に食べたい人はぜひ参考にしてください。

ポイント1 「生」と「加熱」の両方を食べる

みなさんは野菜を食べるとき、「生」と「加熱」のどちらがいいと思いますか？じつは、どちらも正解なんです。**野菜を「生で食べる」のと「加熱して食べる」のとでは、それぞれにメリット、デメリットがあるからです。**

まず「生野菜」のメリットは、熱に弱い栄養素をそのまま摂取できること。たとえば、ビタミンCなどは熱に弱く、加熱時間が長いほど壊れてしまいます。ほうれんそうに含まれるビタミンCは、1分ゆでるとその26パーセントが失われます。2分だと39パーセント、3分で52パーセントが失われてしまいます。

一方、加熱して食べると「かさ」が減って、量をたくさん食べられます。そうすれば、野菜に含まれる食物繊維をたっぷり摂ることができるのです。

加熱によってビタミンは一定量壊れますが、加熱調理が必要な野菜はもともとビタミンの含有量が多いので、十分に摂れるという考え方もあります。

私のおすすめは、**生野菜と温野菜を半々ぐらいで摂る**こと。

これだといろいろな栄養素も量も、ちょうどいいバランスで摂れると思います。

ポイント2 「ズボラ技」で無理なく食べる

野菜を摂ることが体にいいことはわかっていても「忙しいときに食べるのは大変だし、お金もかかる」と感じている人も多いものです。

忙しい毎日こそ健康的な食事が大切なのに、忙しいときこそ健康的な食事の実践が難しく、以前私が倒れてしまったのもそれが原因でもありました。

だからこそ、**「手軽に、なるべく心の負担を感じてほしくない」**という想いが根底にあり、**ズボラな栄養士である私だからできること**をいまでも研究しています。

その中で編み出した**「ズボラ技」**を3つ紹介します。

- **ズボラ技①　皮をむかない**
- **ズボラ技②　水にさらさない**
- **ズボラ技③　電子レンジを活用**

▼ズボラ技①　皮をむかない

食物繊維やポリフェノールなどは、野菜の皮や皮の近くに多く含まれています。

そのため、**皮をむかない、または皮を薄くこそげ落とすだけで、栄養をたくさん残したまま摂取することができる**のです。

たとえば、れんこんなどは皮をむくのが大変なので、アルミホイルをぐちゃぐちゃにしたものなどで軽くこすりながら泥汚れを落とすような感じで洗うだけで、そのまま調理してみてください。**皮の部分にはうま味成分も多く含まれているので、うま味も感じやすくなります**。

▼ズボラ技② 水にさらさない

野菜の栄養成分は水に溶けやすい水溶性の栄養成分も多いもの。**水に長時間さらすことは栄養成分を逃している**ようなものです。

たとえば、ごぼうは色が変わりやすいので水にさらす人も多いと思いますが、それはもったいない行為です。

ごぼうのポリフェノールやうま味成分が水に流れ出てしまうので、ごぼうは調理する直前にカットして調理すれば、栄養も逃さずおいしくいただけます。水にさらす手間も省けて一石二鳥です。

▼ズボラ技③ 電子レンジを活用

「電子レンジは栄養を逃す」と思っている人もいますが、**じつはビタミンCなどの栄養成分を効果的に残すことができる調理法**なのです。

しかも、火も使わず、鍋を洗う手間も省ける電子レンジはズボラさんにとってはうれしい調理法です。

きんぴらごぼうや煮物なども電子レンジを使えば、放っておくだけで手軽にできてしまいます。そのうえビタミンも補給できるのですから、ぜひ忙しい毎日に活用しましょう。

このように、ズボラで効果的に栄養が摂れるなら、それに越したことはありません。

「ズボラ」というと何だかなまけているような、よくないイメージがありますが、私が研究する中で**「ズボラ技こそ、効果的に野菜を摂れる」**ことを発見したときには、ズボラな私は心が軽くなりとてもうれしかったことを覚えています。

ぜひ、**忙しい毎日を送る人こそ、ズボラに効果的に野菜を摂ってほしい**と思います。

私が代表をつとめる「大人のダイエット研究所」では〝コンビニに行くよりカンタンに〟をテーマに「ズボラ部」というイベント活動（部活動）をしています。ぜひみなさんにも参加していただけたらうれしいです。

一般社団法人「大人のダイエット研究所」　URL：http://otona-diet.jp

ポイント3 「繊活野菜」で、食物繊維と栄養をたっぷり摂る

私が代表をつとめる「大人のダイエット研究所」では、**「繊活《せんかつ》」**を推奨しています。

「繊活」とは、**食物繊維をおいしく効果的に摂ることで体の内側から健康を目指す活動**のこと。

食物繊維は前述のとおり、血糖値の上昇を抑えたり、脂質の排出を助けるほか、腸内環境を整えることで糖尿病やメンタル疾患、アレルギー対策にもつながります。

食物繊維が豊富な野菜は、ごぼう、枝豆、オクラ、かぼちゃ、なばな、ブロッコリー、れんこん、きのこ類など。

食物繊維が豊富な「繊活野菜」を摂ることで、自然と野菜に含まれているビタミン・ミネラル・ポリフェノールなども一緒に摂れます。忙しい毎日こそ、**「繊活野菜」を摂ることは効果的な栄養補給につながります**。また、食前に食べることで、ベジファースト効果もより高まるので一石二鳥です（89ページ参照）。

また、「干し野菜」も繊活につながるおすすめの食べ方。**野菜は干すことでうま味**

がギュッと凝縮され、しかも食物繊維が効率よく摂れます。

きのこのビタミンDなどは日光を浴びることで活性化し、栄養がアップします。同じ量のしいたけを食べるにしても、干ししいたけを戻して食べたほうが、ビタミンDの摂取量が上がります。

また、生で食べるよりも簡単にたくさんの野菜が食べられるので、**食物繊維だけでなく、ビタミンAなどの脂溶性ビタミンも濃縮されて、手軽にたっぷり摂取できます**。

さらにうれしいのが、ちょっと干しておくことで、調理の際の火の通りや調味料の浸透もよくなり、調理時間が短縮できること。うま味もアップしているので、調味料が少なめでもおいしく仕上がります。

干し野菜におすすめの野菜は、きのこ（しいたけ、まいたけ、しめじ、えのきだけ、キクラゲ）やにんじん、生姜、トマトなどです。

つくり方も簡単です。

まず野菜を乾燥しやすいように、適当な大きさに切ります。ザルや干し野菜用のネットに切った野菜を並べ、風通しのいい、日光にあたる場所に置いて乾燥させます。

天気のいい日なら、水分が少ない野菜で3〜4時間、水分が多い野菜でも4〜6時間くらいでもう十分です。ただ、これは目安で切り方やそのときの野菜の水分、湿度などによっても違うので、その都度、調整してください。

面倒な人は、市販の切り干し大根を活用するのがおすすめ。生の大根に比べて3〜4倍効率よく食物繊維が摂れます。

切り干し大根は、干すことでうま味が増しているし、千切り状になっているので調理の手間も省けます。パスタのかさ増しに使えば、いいアクセントにもなって麺の量を自然と減らすことができ、満腹感も感じやすくなります。

水で戻すのが面倒なら、水を多めにして調理をすれば戻さずに煮物などに使うこともできます。

ポイント4 ジュースやスープで大量に摂る

忙しい人や調理が苦手な人は、ジュースやスムージー、またはスープで野菜を摂るのもひとつの手です。

ジュースにしたり加熱してスープにすると、ビタミンが壊れるという心配もありますが、**壊れるビタミンを心配しすぎて摂らないよりも、多少栄養素が減っても、たっぷり量を摂ればいい**と私は思います。

朝ごはんにジャムトースト1枚というような人は、せめてジュースをつけましょう。

つくり方はジューサーでなく、ミキサーを使います。これは食物繊維を残すため。ジューサーだと取り除かれてしまうからです。

ミキサーを回す時間はなるべく短時間にして、つくったら時間を置かずにすぐ飲むのがコツ。これは、空気と触れることで酸化してビタミンが減るのを防ぐためです。

果物をたくさん入れたり、糖分をプラスしたジュースは、単体で飲んでしまうと血糖値が上

ジュースレシピ①

「ほうれんそう × 豆乳 × バナナ」

ほうれんそう 1/4束、豆乳 150〜200ml、完熟バナナ 1/2〜1本

ジュースレシピ②

「トマト × すいか × ヨーグルト × 氷」

トマト 1個、すいか 1/10個、ヨーグルト 100g、氷 5〜6個、はちみつ 大さじ1、レモン汁 大さじ1

ジュースレシピ③

「小松菜 × キウイフルーツ × 牛乳 × はちみつ」

小松菜 1/4束、キウイフルーツ（完熟）1〜2個、牛乳 200ml、はちみつ 大さじ1

がりやすいので、豆乳やヨーグルトなどの乳製品をプラスして、「たんぱく質」も一緒に摂るように心がけましょう。そうすることで、野菜に含まれない栄養成分がプラスできるほか、「たんぱく質」の働きで血糖値の急激な上昇が抑えられやすいのです。

また、**ジュースの食材選びには、ちょっとしたコツ**があります。それは**同色系の野菜・果物でそろえる**こと。

赤と緑などの反対色を選んでしまうと、混ぜ合わせることでグレー（どす黒い）色になりやすいものです。栄養が壊れるわけではありませんが、見た目が悪いとあまり飲む気になれませんよね。

野菜ならではの色鮮やかな見た目を楽しんで、おいしそうに見えるようにするためにも、同系色～中間色で食材を選んでみてください。

スープの場合は、コーンスープなど単品づかいのものではなく、なるべく具だくさんのミネストローネやポタージュスープにしましょう。

ポイント5 「発酵」の力も活用する

キムチやぬか漬け、粕漬けなど、**野菜を発酵させて食べることで、さまざまなメリットが生まれます**。

まず野菜に含まれる栄養成分が、ぬかや粕や微生物のチカラで細かく分解されることで、消化の下準備が整い、**胃や腸でも消化吸収されやすくなります**。

2つめは発酵食品に含まれる植物性の乳酸菌が腸内環境を改善し、**腸の調子を整えてくれます**。

3つめのメリットは**栄養成分が補強される**こと。

たとえば、きゅうりはビタミンB群がほとんど含まれていないのですが、ぬか漬けにすることでビタミンB群が豊富になります。

ビタミンB群は代謝に関係するビタミンなので、夏の疲労対策やダイエットにも欠かせません。さらには発酵させることで、うま味成分であるアミノ酸が増えるため、味自体もおいしくなるのです。

ぬか漬けでなくても、キムチでもＯＫ。発酵食品は加熱しても腸内環境を整える働きが期待できるので、キムチ炒めにしても大丈夫です。

発酵食品はアミノ酸などのうま味もたっぷりなので、味が決まりやすく、豚肉と合わせれば豚キムチ、魚介と合わせれば海鮮キムチ炒め、あるいは豆腐と合わせて食べても手軽においしくいただけます。

また、野菜は塩麹や甘酒などの発酵食品との相性も◎。塩麹を混ぜておひたしにしたり、甘酒と混ぜてスープにしても合います。

発酵させて食べるのが難しい場合は、発酵食品と合わせるのもおすすめです。うま味をプラスしながら、腸内環境も整える、一石二鳥の方法です。

ポイント6 「冷凍」も有効活用する

野菜を摂ることがいいとはわかっていても、野菜は買っても使い切れないし、すぐ腐らせてしまうから難しい……。そのような悩みを感じている人も多くいます。

野菜の難点はやはり劣化してしまうことと、使い切れずに無駄にしてしまうこと。

そのような人に**おすすめなのが「冷凍」の活用**です。

一から調理すると大変なものも、冷凍しておけばいつもの料理にちょい足しすることができ、途中から調理できるので時短にもつながります。

たとえば、生姜は使い切れなければすりおろして密封して冷凍したり、小松菜もカットして冷凍したり、トマトも丸ごと冷凍したり。

そして、何よりうれしいのが、**冷凍して長期保存しても野菜のビタミン・ミネラルなどはほとんど変化がない**ということです。

冷凍した小松菜は、解凍してめんつゆなどを混ぜればゆでずにおひたしができますし、冷凍トマトは丸ごと煮込んでトマトスープやソースなどにすれば、抗酸化成分リコピンの吸収も高まるので一石二鳥。

また、市販の冷凍野菜も旬の時季に急速凍結しているものも多いので、旬ではない時季の野菜を摂るよりも栄養が含まれていることもあります。

もちろんフレッシュな旬野菜を調理できるならそれがベストですが、「忙しい毎日になかなか野菜を使い切れない」という人はぜひ活用してほしいと思います。

ポイント7 「かさ増し野菜」でお腹いっぱい食べて大幅カロリーカット

私のイチオシの野菜の食べ方のひとつが**「ベジヌードル」**。**野菜をスライサーなどで細長く切って、これを「麺」に見立てて料理に使う**のです。

ベジヌードルに使える野菜は、ズッキーニ、にんじん、大根、きゅうり、かぶなど。また野菜ではありませんが、えのきだけも使えます。

パスタ風、ラーメン風、焼きそば風と、いくらでもアレンジできます。栄養たっぷりだし、大幅なカロリーカットにもなるのです。

この**ベジヌードルは単品で麺の「置き換え」にしてもいいし、パスタやラーメンの麺を半分にして「かさ増し」に使ってもいい**のです。

「ダイエット中でもパスタが食べたい」「無性にラーメンが食べたい！」というときにも、これなら安心して食べることができます。

私がプロデュースしたレストランの期間限定メニューで、えのきだけでかさ増ししたパスタがあったのですが、これが驚くほど好評で、毎日売り切れ続出でした。

また、もやしを電子レンジ加熱したもの（お好みでゴマ油と塩を各少々）やキャベツの千切りなどをごはんや麺代わりに食べたり、半分をごはんや麺とおきかえたりする「かさ増し」も、お腹いっぱい食べながらカロリーカットができるのでおすすめです。

次ページに「ベジヌードル」のレシピをいくつか紹介しておきますので、みなさんもぜひ試してみてくださいね！

〈フェットチーネ風 にんじんナポリタン〉（1人分）

◉材料

にんじん……1本、塩……少々、ピーマン……1個、ウインナー……1本、市販のナポリタンソース（またはケチャップとウスターソース3：2に、砂糖少々を合わせたもの）、オリーブ油……小さじ1

◉つくり方

❶にんじんは皮むき器で細くスライスし、耐熱器に入れてラップをして電子レンジにかけ、温かいうちに軽く塩をまぶす。

❷フライパンにオリーブ油を入れ、細切りにしたピーマンと薄切りにしたウインナーを炒め、❶を加えて炒め、ナポリタンソースを加えて炒め合わせる。

〈きしめん風 鶏だし温麺〉（1人分）

◉材料

大根……200g、鶏もも肉……1/3枚、長ねぎ……1/3本 、しめじ……適量、片栗粉……大さじ1/2強、塩……少々、水……400ml、三つ葉（飾り）……適量

［A］酒・みりん……各大さじ1 、しょうゆ……大さじ1強、おろし生姜……1/3片分、塩……少々

◉つくり方

❶鶏肉は一口大に切り、長ねぎは斜め切りまたは5㎝の長さに切る。しめじは石づきを取り、小房に分ける。

❷大根はピーラーで薄くスライスして片栗粉と塩をまぶし、耐熱器に入れてラップをして電子レンジにかける。

❸鍋に水を入れ、❶とAを入れて煮る。火が通ったら❷を入れて軽く煮て塩で味を調え、器に盛り、三つ葉を添える。

【ポイント】

★大根麺はダイエット中の鍋の締めにもおすすめ。片栗粉を少しまぶすことで麺のような食感に。長い状態のままのほうが削りやすい。

●岸村式「魔法のベジヌードル」レシピ

ベジヌードルの麺はピーラーやスライサー、ベジヌードルカッターなどを使用すれば、手軽にできます。

〈なすのミートソース風ベジパスタ〉（1人分）

◉材料

ズッキーニ……1本、なす……1本、にんにく（みじん切り）……1片分、オリーブ油……大さじ1、塩……少々

［A］市販のミートソースまたはトマトソース……大さじ3、水……大さじ3、塩・こしょう……適量

◉つくり方

❶**冷たい麺の場合：**ズッキーニは長めのごく細切りにし、軽く塩をする。
温かい麺の場合：ズッキーニは長めのごく細切りにし、軽く塩をしてオリーブ油で和え、フライパンで炒める。

❷なすは約3㎜角のみじん切りにする。

❸フライパンにオリーブ油とにんにくを入れて弱火で炒め、香りが出たら❷を入れて弱火～中火で炒める。
Aを入れて汁気がなくなるまで炒め、塩・こしょうで味を調える。

❹**冷たい麺の場合：**❶の水気を軽くとって皿に盛り付け、❸をかける。
温かい麺の場合：❶の麺を盛り付け、❸をかける。

【ポイント】

★市販のミートソースは少し塩分が強いので、野菜や水を入れて調整する。

★肉を使わず、なすをひき肉代わりにトマトソースと合わせることで、カロリーダウン！

★野菜をパスタ風にすることで、糖質も抑えることができ、食べごたえ満点の一品に。

特別付録 2

ダイエットを助ける魔法の10の言葉

ダイエットをしていて、くじけそうになったとき、つらさを感じてしまったときに、思い出してほしい「魔法の言葉」を紹介します。

私自身がダイエットに苦労して編み出した言葉たちです。

目にするだけで「ダイエットをがんばろう」という気力がわき上がってきますよ！

魔法の言葉 1 ダイエット中でも「食べてはいけないもの」はない

ダイエットで「食べてはいけない」というものはないのです。

ただ、食事で気をつけることが2つあるだけ。

それは**「少し摂りすぎを注意するもの」**と**「少し意識して多く摂るもの」**の2つです。

現代の食環境では、糖質や脂質は意識しなくても過剰に摂取しがち。

だからこそ、「ごはん」「パン」「麺類」「揚げ物」「甘いもの」は、ちょっと意識して摂りすぎに気をつけましょう。

逆に、ダイエットをサポートしてくれる食物繊維やビタミン、ミネラルが豊富な「野菜」「海藻」「きのこ」「こんにゃく」「大豆製品（納豆、おから、豆腐）」などは、少し意識して摂らないと、なかなか摂れません。それをちょっと意識して多めに摂るだけでいいのです。

あれこれ栄養のことを考えすぎたり、カロリー計算をしたりすると、それだけで疲れてしまって長続きしません。

この2点に注意するだけで、自然と栄養バランスがとれていたり、カロリーコントロールができていたりするから不思議です。

栄養士でありながら、相当な食いしん坊で、ズボラで、ダイエットに連敗しつづけた私が成功できたのですから、難しく考えなくても大丈夫です。

まずはこの2つだけ、意識してみてください。

魔法の言葉 2

「我慢」しなくていい、「置き換え」ればいい

「我慢」と思うと、ストレスは最高潮になります。「食べない」「食べられない」というストレスがものすごくつらいのは、私も経験があるのでよくわかります。

でも、ちょっと減らす代わりに、カロリーが低いものに「置き換えてみる」と考えると、それほどつらくないんですね。

「我慢」ではなく「置き換える」。それによって、カロリーコントロールは可能になります。

たとえば、ごはんをちょっと減らす分、豆腐や千切りキャベツなどを食べてみる。あるいは、高カロリーのお菓子を果物に置き換えてみる。そんなちょっとの「置き換え」なら、意外と続きやすいのです。

我慢することで、散々これまでリバウンドを繰り返してきた私です。

クライアントの方々も、みなさんがんばり屋さんだからこそ、自分にプレッシャーをかけすぎて、我慢のしすぎで何度もリバウンドしてこられました。

「がんばりすぎない」。これがダイエット成功のいちばんの近道です。

魔法の言葉 3 まずは「3日だけサヨナラ」する

ダイエットは、はじめの1日がいちばんつらいものです。

それは「習慣」の壁があるから。長年積み重ねてきた習慣を変えることは、相当つらいことですね。

でもまず1日目を乗り越えて、3日をすぎたら、意外と習慣になりやすいものです。

「はじめに」で述べたように、**ダイエットには「3日の魔法」がある**からです。

習慣になってしまえば、意外とつらくなくなります。

まずは「3日」がんばる。それを続けてみるのです。

そのためには、**最初のハードルをぐっと下げ、「低いハードルをクリアする→自信がつく→もっとがんばってみようと思う」という流れをつくり出す**ことが大切です。

食生活をいっきに変えるのは、本当に苦しいものです。

ましてや、大好物を「今日から一生やめなさい」なんていわれたら、大げさかもしれませんが、生きている意味さえ失ってしまうほど苦しい。私のような食いしん坊にとっては、本当にそれくらいつらいことでした。

ならば、**「一生、サヨナラ」ではなく「3日だけサヨナラする」と思えばいい**のです。いったんやせて維持期に入れば、また会える。「一生食べられない」なんてことはないのです。

だからこそ、この減量期、とくに**「3日の魔法」を活用**しましょう。

3日間続ければ、意外とその後も続きます。

魔法の言葉 4 食事を「少しだけ」カットするだけでも大丈夫

「体脂肪1キロ」は、およそ7000～7200キロカロリー。

前にも述べましたが、これはフルマラソンを2回走る以上のカロリーです。そう思うと気が遠くなってしまって、やる気はゼロになってしまいますよね。

でも、仮に1カ月1キロやせるとして、30日で割れば1日240キロカロリー、さらにそれを1日3食で割れば、1食たった80キロカロリー。

つまり、**ごはんを3口、揚げ物をたった一口我慢すれば、1カ月で1キロ、1年でなんと12キロもやせられる計算**になります。

ハードルを上げて挫折するよりも、最初のハードルを下げて、最初の一歩を踏み出すことが大切。「80キロカロリー」の積み重ねと考えれば、1カ月で1キロ、1年で12キロやせる計算になります。

「急がば回れ」で、気づけば目標に近づいていています。

これまでダイエットを先延ばしにしていた人、まずはこの**「1食80キロカロリー貯金」**から始めてみませんか?

「継続は力なり!」

1年後、12キロの脂肪の削減を夢見つつ、無理なくできることから始めましょう。

魔法の言葉 5 夜がんばれば、朝食べられる！

同じものを食べても、夜は動かないうえに、食事誘発性熱産生（エネルギー代謝）も下がるので脂肪として蓄えられやすい傾向があります。

ですから、効果的なダイエットには、夜の食事を無理のない形で見直すことが大切です。

無駄な我慢を減らして、効率よくがんばって「結果を出す」。

そのためには、**夜の食事に気をつけることがとても重要。昼間のがんばりとは比較にならないほどの結果が出ます**。

とくに、食べる時間と量には注意してください。

夜は糖質や脂質（脂身の多い肉、揚げ物）を控えめにして、野菜とたんぱく質（魚、卵、大豆製品、肉を適量）を中心にしましょう。また、野菜の品数を増やすことで結果が出やすくなります。

夜、どうしてもお腹がすいてつらいときは、「野菜スープ」や「レスキューフード」

（100ページ参照）を活用して、お腹を満たしてください。

「一生食べられない」とか「明日もまた食べられない」と思うとつらいですが、あと数時間だけ我慢すれば朝が来ます。

「朝になれば食べられる」と思うと、意外と朝になっても食べなくても満足できたりすることがあります。

魔法の言葉 6 腹筋は「1日5回だけ」。無理はしないで大丈夫

「腹筋を毎日30回やりなさい！」といわれたら、つらくて無理ですよね。

でも、**「5回でいい」**といわれたら、どうでしょう？

毎日5回でも続ければ、確実に体は変わります。毎日続けていると、だんだん5回がラクになり、気づくと30回できてしまうときもあります。

最初のハードルは低いほど、最初の一歩が踏み出しやすくなります。そして、ハー

ドルは低いほど、継続しやすくなります。

がんばれるならハードルは高いほうがいいかもしれませんが、何度もそれで失敗している場合は、最初のハードル設定を間違えている可能性が大きいです。

最初のハードルを低く設定する。それを習慣にする。そしてゆるくがんばる。

これが**ダイエット継続の最大のコツ**です。

「それでも運動が面倒くさい……」という人には、「姿勢を変えること」がおすすめ。**下腹（おへその5センチ下あたり）に力を入れて、体を真上に伸ばすイメージで、お腹に力を入れたまま、肩の力を抜きましょう**。24時間、腹筋をしているようなイメージです。これだけでビックリするほどお腹まわりが引き締まります。

あるいは、ウォーキングをするなら、ピンと背筋を伸ばして姿勢よく歩く。せっかく同じ時間歩くなら、できるだけ早歩きにしてみるのもおすすめです。

どうせ日々行っていることなら、元気なときだけでも、ちょっと効果的な「ながら運動」に変えてしまいましょう。

激しい運動をしなくても、意外に効果があるものですよ。

魔法の言葉 7 階段は「無料のスポーツジム」と思えばいい

体のためにいい、ダイエットに効果的とはわかっていても、やはり階段を上るのはつらいものですよね。日々のちょっとした運動も同じことです。

でも、**「無料のスポーツジム」が目の前にあらわれた**と思えば、階段の見方も違ってきます。

もちろん、疲れてヘトヘトなときも階段を使えといわれると、これもまたモチベーションが下がってしまうので、**「元気なとき」だけでも、階段を「無料のスポーツジム」と思って上ってみましょう**。

私自身も、「えっ、階段はしんどいな……。疲れているときに上りたくないな……」と心の中で何度も葛藤を繰り返していました。

でも、葛藤することでストレスが溜まり、それがもとでドカ食いしてしまうなんて意味がない。そう気づいてから、**「がんばれるときだけ、がんばればいい」と思うことで、心はぐっとラクになりました**。

そして「イヤでイヤでたまらない『面倒な階段』」が「いつでも使える『無料のスポーツジム』」と思えたときに、「なんてありがたい！」と気持ちが変わっていったのです。**「元気なときだけ」と思ってがんばればいい**のです。

少しずつやせて体が軽くなってくると、「面倒な階段だ」なんて思わなくなります。

魔法の言葉 8 もともと「世の中にないもの」と思えばいい

大昔はチョコレートなどありませんでした。

「ある」と思うから、我慢するのがつらくなります。「世の中にない」と思えば、食べたい気持ちも不思議と減っていくものです。

人は「そこにある」と思うと、どうしても食べたくなってしまいます。

ましてや、視覚からの影響は計り知れず、一度見てしまうと、どうにもこうにも我慢できなくなります。

目の前にあるのに「食べられない」と思うことは、「お預け状態」のいわゆる拷問のようなもの。

ちょっとした視点の違いですが、**もともと「この世の中にないもの」と思うことであきらめがつきやすく、自然と心の負担は軽くなっていくから不思議**です。

だまされたと思って、一度ぜひ自分の脳をだましてみてください。

魔法の言葉9 誰でも最初は「100グラム」から

ダイエットは結果が出るまでがいちばんつらいもの。だから、**がんばって、たった100グラムでも減量できたら、自分をほめてあげてください**。

30キロの減量に成功できた人も、最初は100グラムから始まっているのです。

100グラムしか減っていない体重計を見ると、「なんで！　たったこれだけ!?」とがっかりして、それまでのあのがんばりが、すべて無駄だったように思えてしまうものです。

でも、**「100グラムしか」ではないんです。「100グラムも」なのです。**

これは人生と一緒。「……しかない」と思うと、心が焦ったり、寂しくなったり、不安になったりします。

でも、「……もある」と思うと、心が安定したり、落ち着いて前に進めたりします。

100グラムやせたのは、あなたががんばった証拠。まずは100グラムやせた自分をほめてあげてください。

魔法の言葉10 ダイエットに成功すると、「驚きの人生」が待っている

「〇〇ダイエット」と名の付く方法が、世の中には無数に存在します。

でも、**長い目で見ていちばん効果が出るのは、「摂取カロリー」と「消費カロリー」のバランスをとり、そのうえで、バランスや食べ合わせを工夫すること**に尽きます。

これは、自分自身の食生活を振り返ることであり、生活を知ることであり、自分自身を見つめることなのです。

そう考えると、**ダイエットは人生に似ています**。

がんばりすぎてもダメ。かといってがんばらないと、いままでと何も変わらない。

目先だけを見ていてもダメ。目標だけ掲げても、行動できなければ意味がない。目標のハードルを上げすぎると、一歩が踏み出せなくなる……。

本当に**ダイエットと人生とはリンクする**ことがたくさんあります。

実際に私のクライアントのみなさんはダイエットに成功し、輝いていきます。それは減量できた自分に対する自信と、食生活が変わって体と心に変化が生まれたから。

さあ、みなさんも絶対にできますので、がんばってみてください！

特別付録
3

「岸村式ダイエット」30のコツを一挙公開！

【コツ01】
15年間の失敗の末に見つけた「岸村式ダイエット」は、
食欲を「我慢」せず「ごまかす」のが原点。だから、うまくいく。

【コツ02】
まずは自分が「なぜ太っているのか」原因をはっきりさせよう。
「やせない」理由を誤解している人は本当に多い。

【コツ03】
「食べないダイエット」は一時的にやせても、食べるとすぐ太る。
本当にやせたいなら、「食べる中身」を変えよう。

【コツ04】
「たんぱく質」と「食物繊維」をしっかり摂ると、
自然と「やせやすい体」に変わり、リバウンドもしない！

【コツ05】
運動は「食事で少しやせてから」始めると、
自信につながり、結果的に成功しやすい。

【コツ06】
やせることは「目的」ではなく「幸せになる手段」。
「正しいやせ方」なら心も体も健康になり、人生が輝き出す。

【コツ07】

空腹感は血糖値で決まる。食欲スイッチを「オフ」にするには「血糖値を急上昇させない食べ方」をするのが基本。


【コツ08】

糖質には2種類ある。血糖値を急上昇させる「NGな糖」は避け、食物繊維とビタミンが含まれる「OKな糖」を摂ろう。


【コツ09】

「食べ方」に注意すれば、糖質制限は無理にしなくても大丈夫。ダイエット中も3食きちんと摂ることが、遠回りに見えても成功の秘訣。


【コツ10】

食べたいものは「ごほうび」として「ランチ」に食べる。「昼に食べられる」と思えば、夜は我慢できる。


【コツ11】

一口目を「汁物や野菜」にすることで、満足感はぐんと高まる。おまけに、血糖値の上昇が抑えられ、過食は勝手に防げる。


【コツ12】

食欲には「ニセモノ」と「本物」がある。食べすぎを招く「ニセ食欲」は、飲み物で見極めよう。


【コツ13】

「食物繊維」と「たんぱく質」をしっかり摂れば、満足感が高まり、余計なものを食べたくなくなる。


【コツ14】

お腹がすいたときの魔法の「豆乳めんつゆスープ」は、ダイエットを成功させる「究極のレスキューフード」。

【コツ15】
外食はなるべく「品数を増やして」主食を減らそう。
「午後4時のおやつ」を活用すれば「夜のドカ食い」は減らせる。

【コツ16】
「リセットごはん」を使えば、もし食べすぎても「なかったこと」にできる！
【コツ17】
食物繊維をたっぷり摂るのが「リセット」の基本。
朝昼晩「手のひらいっぱいの野菜」を食べるのがベスト。

【コツ18】
「リセットごはん」のベストタイミングは3回ある。
「当日」「翌日」「翌々日」に「野菜シャワー」で速攻リセット。

【コツ19】
食べすぎた翌日でも「野菜シャワー」と
「糖質・脂質リセットフード」をフル活用すれば大丈夫！

【コツ20】
大豆製品、りんご、緑茶、ネバネバ食材などの
「万能リセットフード」はダイエットの強力な味方になる！

【コツ21】
お米が好きな人は「ランチ」に食べるのがおすすめ。
食前に野菜や豆乳、ヨーグルトを摂れば、自ずと量を減らせる。

【コツ22】
肉や揚げ物が好きな人でも、キャベツと玄米を使えば、
「脂質中毒」に歯止めをかけられる。発芽玄米でもＯＫ！

【コツ23】外食が多い人も、酢の物やサラダで「その場リセット」できる。ラーメン、カレーは「具だくさん」、パスタは「トマトベース」で。

【コツ24】お酒が好きな人は「トマトジュース」でリセット＋二日酔い予防。「地味系おつまみ」ならダメージコントロールもできる。

【コツ25】どうしても甘いものが食べたい人には「甘栗」がおすすめ。事前に豆乳を飲めば、血糖値上昇をゆるやかにできる。

【コツ26】塩辛いものが好きな人は「カリウム」豊富な「塩分リセットフード」を。果物やヨーグルトを積極的に摂れば、腸内環境も改善できる。

【コツ27】「新鮮な旬の野菜」を「自分好みの味」で食べれば、野菜嫌いが勝手になおる人は本当に多い。

【コツ28】夕食が遅い人＆食事が不規則な人は、ちょい食べで「長時間空けない」ようにしよう。

【コツ29】運動が苦手な人は無理にがんばらなくてもＯＫ。するなら「腹筋１日５回」など最初のハードルは極力、低めにしよう。

【コツ30】意志が弱い人には「炭酸水」「豆腐」「スルメ」「調製豆乳」「野菜ジュース」の５つが「最強の味方」になる！

おわりに

あなたのダイエットはもう半分成功している

「やせられないのは、あなたのせいじゃない」


本書はこの言葉ではじまりました。

じつはこの言葉はかつての私が、誰かにかけてほしかった言葉です。

ダイエットの失敗を繰り返していた当時の私は自己嫌悪のカタマリでした。

「こんなにがんばっているのに、なぜやせられないんだろう……」

「自分は意志の弱いダメ人間だ……」

そんなことばかり考えてダメ出ししては、自分を責めていました。

だからこそ、この言葉をみなさんに贈りたいのです。

ダイエットに失敗するのは意志が弱いせいではなく、方法に問題があるからです。
逆にいえば、**方法が間違っているから、「我慢」や「意志の力」が必要となる**のです。

ちまたにはダイエット情報があふれかえっています。そんな中で**本当に正しい情報を得ることはとても難しいこと**です。

管理栄養士であり、栄養オタクの私ですら、10年以上前はそんな大量の情報に振り回され、失敗を繰り返してきました。

でも、数限りない失敗をするうちに「やっぱりこの方法が正しいのだ」ということが体験的にわかってきました。そのときはじめて私はダイエットに成功できました。

おもしろいもので、あれから10年、20年のときを経て、栄養学が発展するにつれ、私の体験にあとから科学的根拠《エビデンス》がついてきました。

そこではじめて**「この方法は間違っていなかったんだ」という確信を得た**のです。

この本には、これまで失敗と成功を繰り返してきた私が見つけ出した「ベスト」な方法を書いています。

この本は、「○○だけやればいい」「○○だけ食べればやせる！」などといった**魔法のダイエット本**ではありません。その意味では本書は地味です。

しかし、**本書には「最小限の努力と最小限のストレス」でやせるコツが盛り込まれています**。それこそが最も成功しやすいダイエットだからです。

だから、心配しないでください。魔法のダイエット本がなくても、あなたもやせて幸せになれます。

それに「やせよう」「きれいになろう」「健康になろう」「幸せになろう」……と、**本気で決意**したときから、あなたのダイエットはもう半分成功しているようなものなのです。

「やせること」は決してゴールではありません。

「やせること」は、幸せになるための手段なのです。

この本が少しでも、失敗を繰り返してやせられずに苦しんでいる人の助けになれることを、心より願っています。

最後になりましたが、この本が出来上がるまでの長い間、たくさんの協力をしていただいた編集スタッフの皆様、原稿段階でこの本の内容が医学的に間違いがないかをチェックしていただいた医学博士の池谷敏郎先生、そして、この本を手にとってくださった皆様へ、心より感謝を込めて。

本当にありがとうございました。

2018年8月吉日

岸村康代

【著者紹介】

岸村康代（きしむら　やすよ）

これまで男女2000人以上にダイエット指導をし、落とした脂肪の合計は10トン以上にのぼる伝説のダイエット・アドバイザー。

「林修の今でしょ！講座」「あさイチ」「ヒルナンデス！」「中居正広の身になる図書館」「林先生が驚く初耳学！」などにも多数出演。

フードプランナー。管理栄養士。一般社団法人大人のダイエット研究所 代表理事。

大妻女子大学家政学部食物学科管理栄養士専攻卒業後、商品開発、病院での指導などを経て、独立。日本野菜ソムリエ協会ビューティーフードプログラムの監修をつとめる。メタボ指導の現場で10kg減、20kg減という数々の健康的なダイエットのサポートをしてきた経験や野菜ソムリエ上級プロなどの資格も活かし、商品開発、講演、執筆、メディア出演など、多方面で活動中。

目的別に効率よく栄養を摂る"パワーフードスタイル"を提唱し、商品開発やツール製作なども手がけている。


落とした脂肪は合計10トン！

伝説のダイエット・アドバイザーが教える最強のやせ方

2018年9月6日発行

著　者――岸村康代
発行者――駒橋憲一
発行所――東洋経済新報社
〒103-8345 東京都中央区日本橋本石町 1-2-1
電話＝東洋経済コールセンター 03(5605)7021
https://toyokeizai.net/

医学監修……………池谷敏郎（医学博士）
ブックデザイン…………上田宏志〔ゼブラ〕
カバー写真……………梅谷秀司
イラスト………………二階堂ちはる
ＤＴＰ………………アイランドコレクション
企画・プロデュース……上岡康子
編集協力……………高橋扶美
編集アシスト…………田中順子／高田茜／若林千秋／濱田千鶴子
校　正………………加藤義廣／佐藤真由美
印　刷………………東港出版印刷
製　本………………積信堂
編集担当……………中里有吾

ISBN 978-4-492-04627-2